すぐに役立つ
がん放射線治療看護入門

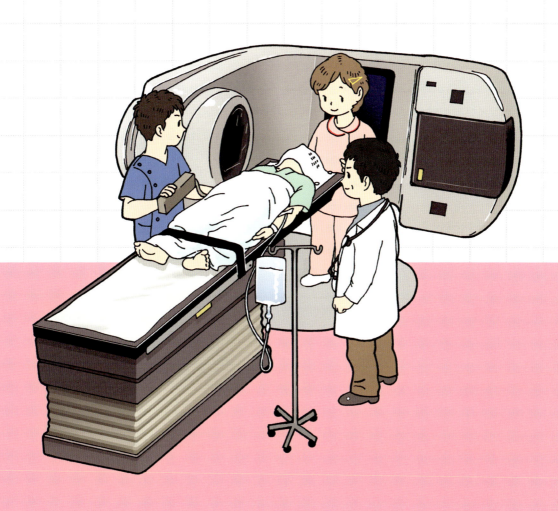

金原出版株式会社

はじめに

　高齢化に伴いがん患者が増えている。欧米ではがん患者の1/2が、日本では1/4が放射線治療を受けており、患者増が見込まれている。現実には、数少ない放射線腫瘍医でこれをカバーしており、実臨床の場では放射線技師や看護師の果たす役割は大きい。その一方で、放射線治療に馴染みの薄い看護師も多く、難解とも思われがちな放射線治療について看護の視点からの「入門」書の必要性を感じていた。本書では、受け持ち患者さんの項目に目を通してもらえれば、放射線治療の雰囲気がつかめるようにしてある。

　本書は雑誌「臨床放射線」に掲載されたシリーズ連載「がん放射線治療看護」に加筆・修正を行い、書籍化した。数多ある類書に詳細な解説がなされているので、本書は簡略化・箇条書きを特長とし、「すぐに役立つ」ように現場のハウツーに主眼をおいている。「看護」という立場から、照射される疾患別ではなく、患者身体の部位別に取り扱っている。放射線治療では、所定の照射を決められた期間内に完遂することが重要であるため、主として急性期有害事象に言及した。部位別の項目では、前半をQ&Aとし、後半を解説とした。Q&Aは看護現場の疑問をJASTRO看護セミナーでの質問などから汲み挙げ、CNSの方々に執筆していただいた。後半は臨床現場の専門医により、Q&Aに関連付けて解説している。

　放射線治療というと、照射技術やCT画面上での空間的線量分布が強調されがちである。しかし、放射線治療の看護は生身の患者における放射線腫瘍学の実践の場であり、究極の線量分布は患者の体の中にあるのであって、患者に一番近い看護師の役割は極めて大きい事を強調しておく。

聖マリア病院 先進メディカルセンター長
放射線治療科 主幹
平田 秀紀

執筆者一覧

喜多 みどり	東京都立多摩総合医療センター 診療放射線科 部長
久米 恵江	北里大学 北里研究所病院 がん看護専門看護師
後藤 志保	がん研有明病院 看護部 がん看護専門看護師
齋藤 勉	苑田会放射線クリニック 院長
角 美奈子	がん研有明病院 放射線治療部 副部長
祖父江由紀子	東邦大学 医療センター大森病院 がん看護専門看護師
橋口 周子	兵庫県立がんセンター がん相談担当看護師長 がん看護専門看護師
平田 秀紀	聖マリア病院 先進メディカルセンター長 放射線治療科 主幹
藤本 美生	兵庫県立粒子線医療センター がん看護専門看護師

※50音順

第1章 総論

Q&A ………………… 2
解説 総論 ………………… 7
  はじめに　7
  ❶放射線治療看護技術とは　9
  ❷IT時代の看護とは　10
  ❸サイエンスとしての放射線治療看護学を目指して　13
  ❹臨床サービス　13

第2章 頭部および頭頸部

Q&A ………………… 16
解説❶ 脳腫瘍 ………………… 22
  ❶脳の解剖と機能　22
  ❷脳腫瘍と分類　23
  ❸腫瘍関連症状　23
  ❹神経膠腫の治療　24
  ❺そのほかの脳腫瘍　26
  ❻脳腫瘍に対する放射線治療　28
  ❼急性反応とその対応　28
  ❽遅発性反応とその対応　30
  コラム　鎮痛薬を飲みたがらない患者さん　30

解説❷ 頭頸部腫瘍 ………………… 31
  はじめに　31
  ❶頭頸腫瘍　33
  ❷放射線治療の特徴　33
  ❸全人的ケア　38
  コラム　病棟看護師とのやりとり　38

第3章 乳腺

Q&A ………………… 39
解説 乳がん ………………… 47

- ❶乳房の局所解剖と機能　47
- ❷乳がんの特徴　48
- ❸乳がんに対する基本的放射線治療　48
- ❹照射方法　48
- ❺急性反応　50
- ❻晩期反応　51

第4章 1. 胸　部

Q&A ……… 52

2. 食　道

Q&A ……… 57

解　説　胸部腫瘍および食道がん ……… 61

- ❶胸部の解剖と検査　61
- ❷肺がんの治療選択　62
- ❸食道がんの治療選択　63
- ❹胸部放射線治療の特徴　64
- ❺胸部放射線治療の有害反応と対応　66

第5章 上腹部

Q&A ……… 68

解　説　肝胆膵がん・リンパ腫ほか ……… 73

- ❶上腹部の局所解剖と機能　73
- ❷上腹部のがんの特徴　73
- ❸上腹部に対する基本的放射線治療　74
- ❹急性反応　74
- ❺晩期反応　75

コラム　人の手を借りることへの抵抗感について　76

第6章 骨盤部および前立腺

Q&A ……… 77

解　説　前立腺がん ……… 83

❶骨盤部（男性）の解剖と機能　83
❷骨盤部の癌の特徴　83
❸骨盤部腫瘍に対する基本的放射線治療　84
❹急性反応　85
❺晩期反応　86

コラム　意外に知られていない放射線治療室　88

第7章　子宮

Q&A ……………… 89
解説　子宮頸がん（根治的放射線治療）……………… 96

❶外部照射（全骨盤照射）　96
❷腔内照射　96
❸腔内照射に必要な物品　98
❹腔内照射の手技・手順　100
❺腔内照射時の看護の注意点　100
❻外部照射の急性反応　101
❼腔内照射の副作用　101
❽晩期反応　102
❾IGBT（image guided brachytherapy）画像誘導小線源治療　102

コラム　患者さんと仲良くなると、治療が終わったときに
　　　　逆に不安にさせるのでは…　102

第8章　緩和とオンコロジーエマージェンシー

Q&A ……………… 103
解説　4Bの病態 ……………… 107

❶緩和の基本的考え方　107
❷骨転移：bone metastasis　107
❸出血：bleeding　109
❹閉塞：blockade　110
❺除痛・除圧　111

コラム　がん患者さんが体験する全人的な痛み　112

現場で使える巻末資料　113
索　引　118

放射線治療室の見取り図

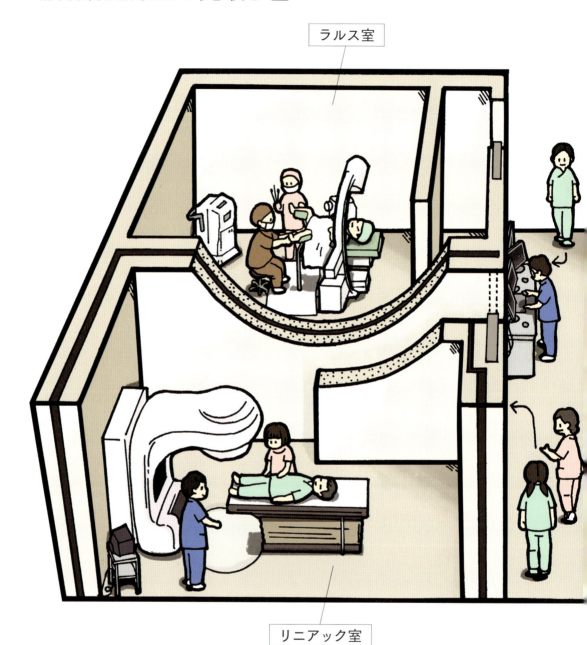

ラルス室

リニアック室

Q&Aのアイコン一覧

アセスメント

食事

日常生活

スポーツ・行楽

医療者間コミュニケーション

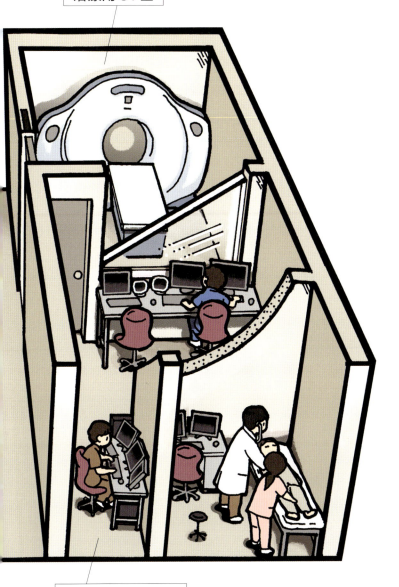

治療用CT室

治療計画コーナー

患者との
コミュニケーション

放射線治療と
有害事象

注意点

ケア・セルフケア

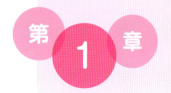

第1章 総論

本章のポイント

- 放射線治療は、手術療法、がん薬物療法と合わせてがん治療の3本柱。
- 放射線治療単独だけでなく、手術や薬物療法と併用する集学的治療が主流。
- 先行治療や併用薬物療法などの影響も併せて考慮することが重要。
- コンピュータ技術を含む医学物理の発展により、高精度な放射線治療が可能な機器が開発され、複雑な照射技術が普及。
- さらに分子生物学も発展し、抗体・分子標的薬剤など生物学的に放射線療法の効果を高める方法が臨床に導入。
- 日本における高齢化、がん人口の増加から放射線治療を受ける患者は増加傾向。放射線治療は根治から症状緩和まで幅広く実施。
- 放射線治療を受ける患者に携わる看護師は、放射線が患者に与える効果・影響を「物理学的視点(治療計画画像からの理解)」と「生物学的視点(放射線が遺伝子や細胞に与える影響の理解)」から理解し、放射線治療の目的に合致したケアの方向性を個別に導く。

Q&A

Q1 どのようながんに放射線治療がよく効きますか?

A1

- 少量の放射線で縮小効果が得られる悪性リンパ腫や小細胞肺がんは放射線の感受性が高く、放射線治療が効く。
- 前立腺がんは、外照射(強度変調放射線治療)や密封小線源治療などの治療法があり、手術療法と同等の治癒率。
- 子宮頸がんや頭頸部がんは、腔内照射・組織内照射により放射線を大量に照射可能で根治も。薬物療法を併用することで手術と同等の治癒率。
- 局所治療のため、巨大腫瘍や遠隔転移がある場合は根治困難。ただし症状緩和は可能。

Q2 「放射線治療を休みたい」と訴える患者さんにはどう説明したらよいですか？

A2
- 「治療期間が延長することで治療効果が低下することもある」と回答。子宮頸がんでは全治療期間（外照射＋腔内照射）が8週間を超えないよう推奨あり。
- 患者には治療を中断しないよう日常生活の予定を調整することを説明。体調管理のためのセルフケア支援と、有害事象による身体症状に適切に介入し治療完遂を援助。

Q3 放射線治療中の生活で気をつけることはありますか？

A3
- 活動を制限する必要はないが、通院治療による身体的負担や治療と日常生活の両立を考慮し、体調に合わせた無理のないような日常生活を送るように指導。
- 疾患や照射部位によって生じる有害事象も異なる。日常生活での注意点の詳細は、後述の部位別の章を参照。

宿酔
- 放射線治療開始時、まれに宿酔症状（倦怠感や船酔いのような症状）が出る。治療を続けると軽減するので、深刻になり過ぎないよう声掛け。
- 宿酔症状がある場合は食べやすいものを摂取し、休息をとるようにアドバイス。

汗や日焼け
- 汗や水（スイミングやサウナ）でマーキングが消えたり、運動よる照射部位への皮膚摩擦の影響がある場合は、治療終了後まで控える（スポーツ全般に共通）。
- 日光による日焼けは照射部位の皮膚症状を悪化させる危険性があり、直射日光が照射部位に当たらないように工夫。

Q4 放射線治療中の喫煙はどのように説明したらよいですか？

A4
- セルフケア支援をしていくうえでも、禁煙の必要性を説明。
- 喫煙は発がんとの因果関係は証明済。

禁煙すべき「根拠」
- 治療に用いられるX線は、がん組織の酸素が多い状態のほうが低酸素状態よりも放射線感受性が高い（酸素効果）。そのため、喫煙による体内の酸素量の低下とニコチンによる血管収縮は、放射線治療の効果を効きにくくする可能性あり。

Q5 放射線治療の効果を上げる食べ物はありますか？

A5
- 栄養のバランスを考え、摂取しやすい食事形態を工夫し、必要栄養量の確保を。
- 特定の食べ物と放射線治療の効果についてエビデンスはない。

食事の注意点
- 貧血（酸素効果と関連）と低たんぱく血漿（創傷治癒遅延）の予防は必要。
- 糖尿病合併患者のコントロールは十分に（創傷治癒、感染防御の立場）。
- 放射線治療は長期にわたることが多く、照射部位や併用する薬物療法によって食欲低下、食事摂取時も粘膜炎による痛みで食事摂取量が減少することも。

Q6 放射線治療中の飲酒は可能ですか？

A6
- 放射線治療中の飲酒については医師と相談を。
- 頭頸部や消化器（食道、胃、直腸など）に咽頭、消化管粘膜に炎症をきたす可能性がある治療の場合は、禁酒を徹底してもらう。
- 他部位の治療中でも、飲酒による放射線皮膚炎の部位の熱感増強や、掻痒感が出現し、掻把・皮膚の損傷のリスクあり。

Q7 放射線治療時につけたマーキングが病気の箇所以外にもついています。目立つのですが、すべて必要ですか？ どんなことに注意が必要ですか？

A7
- マーキングは治療のターゲットとなる位置のみについているわけではなく、すべて必要。
- セットアップ時に患者の体が寝台と治療装置に対して適切な位置にあるか（水平方向、垂直方向、固定具との位置合わせ）を確認するための目印。

マーキングの注意点
- マーキングは皮膚専用のインクやシール、タトゥーが一般的。
- マーキングが薄くなると、診療放射線技師が書き足したり、シールを貼り、治療期間中に消えないよう工夫。
- 治療中に消えることはないが、強く・しっかり洗うと薄くなるので、マーキングの部位は軽く洗浄するように説明。

Q8 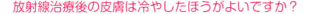放射線治療後の皮膚は冷やしたほうがよいですか？

A8
- 放射線治療を行うと、放射線皮膚炎の症状で発赤や熱感が生じる。
- 熱感がある場合は、冷やしすぎないようにタオルなどで覆った保冷剤などでクーリングしてもよい。

Q9 放射線治療中に温泉に入ってもよいですか？

A9
- 温泉の泉質にもよるが、治療が終了し、皮膚の炎症が改善してからのほうが望ましい。
- 温泉成分によっては、放射線皮膚炎が発生している照射部位への刺激が強い成分が含まれていることも。

Q10 放射線治療中の予防接種（インフルエンザ等）は可能ですか？

A10
- インフルエンザ予防接種等は可能。
- 薬物療法など併用している場合には、医師と相談してから接種。

予防接種の注意点
- 予防接種は照射開始（できれば1か月以上前）の終了が望ましい。
- 照射開始後、リンパ球減少により能動免疫誘導が不完全になることも。

Q11 放射線治療を完遂するための支援で大事なことは何ですか？

A11
目標設定
- 患者自身のセルフケアや身体症状、治療に対する意欲を支えていくことが大切。
- 具体的には、目標達成への意志の想いのエンカレッジと、障害となる因子の除去、セルフケアの指導、照射回数を重ねるごとの達成感共有が重要。
- 外来通院治療の患者も多く、長い場合は6週間程度の治療期間が必要。治療効果は治療期間中に実感しにくいことも。

患者の不安解消
- 放射線は目に見えず、被ばくに対し不安を感じる患者も。
- 医療関係者（医師、診療放射線技師、看護師、事務職）が患者を中心とした関係を良好に保つことが円滑な治療につながる。
- 患者とコミュニケーションや連携を図っていくことで患者の不安や有害事象への早期対応が可能となり、治療完遂の支えに。

解説　総論

まえがき

　平成24年度の診療改定で外来放射線治療診療科が増設され、放射線治療医の診療日から2日目以降6日までは、医師の診察を受けずに看護師もしくは診療放射線技師によって患者の観察を行うことができるようになった。さらに平成26年（2014年）度には、がん患者指導管理料（1：医師が看護師と共同して診療方針等について話し合い、その内容を文書等により提出した場合　500点、2：医師または看護師が心理的不安を軽減するための面接を行った場合　200点）の算定が始まっている。これらは放射線治療部門内でのチーム医療を推進するきっかけになったが、一方でメディカルスタッフの責任も大きくなっている。病因論に基づき診断し治療するのが医師の仕事であるが、それぞれのメディカルスタッフには医療専門職としての役割がある。看護師は治療効果を最大限に導き、治癒能力を引き出す患者体内・体外の環境づくりの役割を担っているであろう。そのための基本的考え方について本書で言及する。

はじめに

1）現在の日本

- 死因の第1位は悪性新生物「がん」：高齢化と関係。がんには、罹患率は高いが死亡率は低いものもある（乳がん、前立腺がん）。
- 高齢社会：日本人の4人に1人は65歳以上。高齢者は多くの合併症や既往症をもち、侵襲的治療は行いにくい。術後の創傷治癒も遅れがちで、合併症や管理に悩まされる。
- 早期発見と低侵襲治療：PSAスクリーニングや検診の発達により、超早期にがんを発見可能に。放射線治療や内視鏡手術などの低侵襲治療で根治可能に。
- 長期生存と晩期有害事象：QOLを落とすような晩期有害事象の発生を予防。特に比較的若い年齢層や小児では治療に伴う障害者を作り出してはならない。

2）放射線治療の進歩

- 放射線治療はエビデンスに基づく：放射線治療は1895年のレントゲンによるX線の発見、1898年のキュリーのラジウムの精製以来、実に100年を超える歴史のある治療法。1回線量2 Gy照射の経験からTD 5/5（5年後に5％以内の障害発生確率）を得て有効性と安全性を担保している（表1）。
- 放射線治療機器の発達：加速器や多段絞りMLC（マルチリーフコリメーター）と治療寝台（カウチ）の動きをコンピュータ技術と融合。強度変調放射線治療（IMRT）や定位照射（SRT）が可能に。

表1 TD 5/5

組織（臓器）	晩期反応（障害）	TD 5/5*	照射範囲
水晶体	白内障	6 Gy	全眼
皮膚	硬化、潰瘍	＞55	100cm³
口腔粘膜	硬化、潰瘍	60	50cm³
食道	狭窄、潰瘍	60	75cm³
胃、小腸、大腸	狭窄、潰瘍	45	100cm³
直腸	狭窄、潰瘍	55	100cm³
肝	肝不全、腹水	35	全肝
腎	硬化症	23	全腎
膀胱	萎縮、潰瘍	60	全膀胱
尿管	狭窄	75	5〜10cm
卵巣	不妊	6	全卵巣
子宮	壊死	＞10,000	全子宮
肺	線維症	30	一葉
心	心嚢炎、心筋症	40	全心
脳	壊死	55	全脳
脊髄	壊死	50	5cm
		3	全身
骨髄	造血不全	40	局所
骨（成人）	骨折	＞65	局所
筋肉	硬化、壊死	＞70	局所

*TD 5/5：1回2 Gy週5回の分割照射によって、対象とする障害が5年間に1〜5％の発生のリスクがある線量。リスクの推定線量なので、必ずしも発生するわけではないが、耐容線量の目安になる。
引用：斉藤 勉ほか：臨床医が書いた放射線生物学．金原出版，2008

図1 多門照射、SRTなど

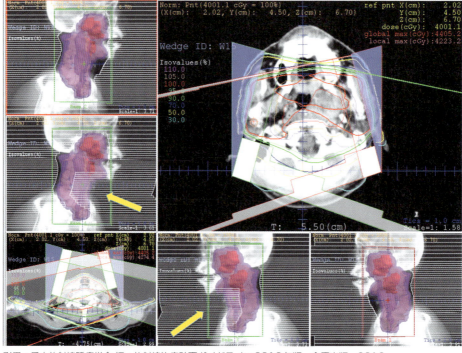

引用：日本放射線腫瘍学会 編：放射線治療計画ガイドライン2016年版．金原出版，2016

- 二次元から三次元治療計画へ：CT画像を用いた治療計画では、病巣線量が2 Gy処方であっても自由度の高い照射法が選択可能。多門照射、回転運動照射、IMRT（図1）。
- 低線量域照射容積の拡大、不均一な線量分布：臓器に有害事象が起こらなければ臨床的に問題は少ない。照射容積が大きいだけに照射後の倦怠感や易疲労感などの非特異的な反応は強くなる可能性あり。放射線という物理的ストレスに対する生理的反応。

3）併用療法
- 細胞障害性抗がん剤との併用はchemo-radiation。
- 抗体・分子標的薬剤との併用はbio-radiation。

❶ 放射線治療看護技術とは

1）様々な視点
- 帰納的：臨床現場では「放射線治療を受ける生活者としての○○さん」を看る。
- 演繹的：「放射線の基礎知識を目の前にいる患者さんに照らし合せて」看護をする。
- 分子生物学的発想：「遺伝子や細胞レベルから、○○さんの放射線治療」を理解する。
- 患者の最も傍にいる看護師の情報収集能力と患者介入の役割は増大。
- 治療経過の中で要時情報を与え介入、セルフケアを指導し所定の治療期間で完遂する。
- 誤った情報や指導により「医療という美名のもとで加害者」になることもありうる。
- 知りたいという患者の権利意識、人権も重要。

2）CT治療計画と高エネルギー外部照射
①日々の治療寝台上での固定や位置照合の重要性
- 放射線治療は局所療法であり、日数を要する治療のため日々誤差が生じる。
- 体外からの位置照合（固定具・体外のマーキング）と体内画像照合IGRT（骨格照合・金属マーカー照合・標的照合）がある。
- 体内位置照合では、前処置（絶食、蓄尿、排ガスなど）により再現性を高める。

②照射経過中や照射終了後、早期に起こる有害事象対策
- 所定の治療期間で照射を完遂するための支援が重要。
- 総治療期間（OTT）が長くなると治療成績は落ちる。
- 皮膚粘膜ケア、内部臓器の反応、心理的ケア等心身の支援で上手に仕上げる。
- 外来照射の患者は日常社会生活を営んでおり、生活パターンを維持できるような

管理・指導が必要。
③照射後の晩期有害事象の早期発見と対応
- 晩期有害事象はなんらかの付加的ストレスが引き金になっている。
- 有害事象発生のリスクを分散し1つひとつ減弱消去する。

❷ IT時代の看護とは

- 病院情報システム（HIS）や放射線科情報システム（RIS）端末から記録された患者の放射線治療情報も入手しやすくなっている。

1）CT治療計画の原理

- CTはデジタル情報をアナログ変換して画像化したもの。
- 治療計画CTでは2つの情報、すなわち位置情報と線量情報を求める。
- CTは撮像範囲の人体の中を小さな立方形のマトリックスに分けて、このマトリックス中のX線吸収の違いで画像を作る（図2）。
- CT画像の中でがん病巣を肉眼的腫瘍体積（GTV）、臨床的標的体積（CTV）、計画標的体積（PTV）と危険臓器（OAR）容積を決定する（表2、図3）。

図2　CT原理

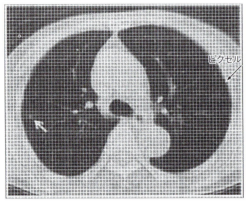

撮像視野（FOV）は碁盤のように行・列（マトリックス）に分けられ、その升目の1つひとつに当たるのがピクセル（画素）である。
引用：斎藤勉ほか：臨床からたどる放射線物理．金原出版，2012

図3　GTV、CTV、PTV

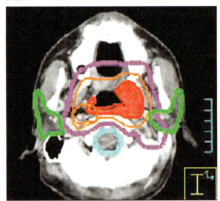

赤：GTV、橙：CTV、赤紫：PTV、青：脳幹、水色：脊髄、黄緑：耳下腺で表示されている。
引用：日本放射線腫瘍学会：放射線治療計画ガイドライン2016年版．金原出版，2016

表2　主要な標的体積の定義

肉眼的標的体積（GTV）	肉眼的・画像的に同定できる腫瘍進展範囲
臨床標的体積（CTV）	GTVに加えて腫瘍の微小浸潤領域や浸潤が疑われる領域
計画標的体積（PTV）	CTVに対して、腫瘍の内部移動・変形およびセットアップエラーを考慮したマージンを付与した領域

図4　CT値と線量

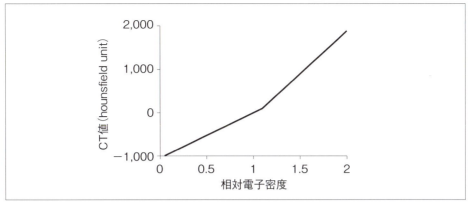

管電圧120 kVのCT値と相対電子密度の関係を示した模式図。

図5　DVH

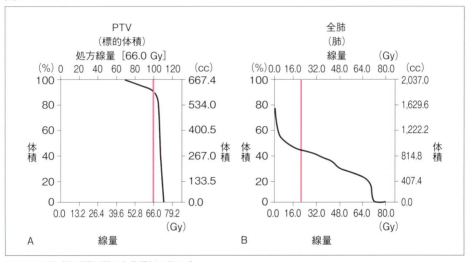

DVHの表示（肺が照射野に入る照射のDVH）。
A：投与線量：基準点線量71.2 Gy、体積（％）≧処方線量：99.5％、最大線量：74.8 Gy、最小線量：43.5 Gy、平均線量：70.1 Gy。B：体積（％）≧基準点線量：42.6％、最大線量：74.5 Gy、最小線量：0.0 Gy、平均線量：25.6 Gy。

- 各々のマトリックスのCT値から吸収線量がわかる（図4）。
- CT画像の上に「物理的線量分布」を等線量曲線として表示する。
- 線量容積ヒストグラム（DVH）：CT画像上の線量分布から位置情報（解剖学的構造）を外して、各マトリックスの受けた吸収線量ごとに並べ替えたものが線量容積ヒストグラム（DVH）。このヒストグラムの読み値としてVx（臓器全容積のうちxGy以上照射される割合Vxなどで評価）や平均線量などを求めて、効果・有害事象の指標にする（図5）。

図6　並列臓器・直列臓器

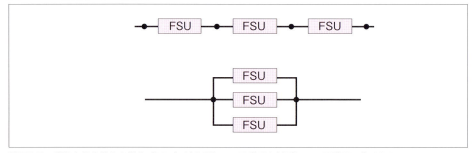

臓器はその機能を担う機能小単位（FSU）が直列している臓器と並列している臓器に分けられる。

2）CT治療計画の限界

- 実際の患者の有害事象を観察する際には、線量分布の原理と限界を理解することが必要。
- 線量分布やDVHは純粋な物理学的因子であり、生物学的因子は関与していない。
- CTはリアルタイム画像ではなく、体内の動きは反映されない（心拍・呼吸・腸管）。
- CT画面上の線量分布は、治療計画CT撮影時点のいわばスナップショット画像に物理的吸収線量の線量情報を載せただけである。

3）生物学的因子にNTCP

①生物学的指標

- 放射線治療の有害事象で問題となるのは確定的影響である。
- 確定的影響とは、放射線の影響を、細胞死をエンドポイントとして評価するもの。
- 確定的影響では線量効果関係がS字状を呈する。
- しきい線量があり、これ以下では有害事象は発症しない。
- 確率的影響は二次発がんにつながる。

②直列臓器・並列臓器（図6）

- 臓器は機能小単位（ニューロン、ネフロン、肺・肝小葉）により構成される。
- 直列臓器：機能小単位が直列に並ぶ。
  脊髄や食道・直腸など。最高線量や高線量域により有害事象発生。
- 並列臓器：機能小単位が並列に並ぶ。
  肺、肝臓、腎臓など。容積効果あり。DVHで評価する。

③NTCP（正常組織有害事象発生確率）（図7）

- DVHという物理的指標と生物学的指標を合わせたもの。
- 最大障害発生線量TD 50/5（5年後の50％障害発生線量）、細胞の放射線感受性の均一度m、体積効果n（臓器のもつ直列・並列の性質の割合）を指標として計算式で導き出した値。

図7 NTCP

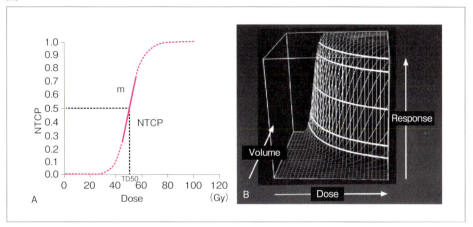

3つの生物学的パラメータ要素。
TD 50：50%障害発症線量、m：線量効果曲線の傾き、n：体積効果
引用：Lyman JT：Complication probability as assessed from dose—volume histograms. Radiat Res suppl：S13—S19, 1985

❸ サイエンスとしての放射線治療看護学を目指して

1）定量化

重症度はCTCAEによるGradeで定量化できる。Versionなどによりエンドポイントが少しずつ異なる（**表3**）。

2）線量効果関係

DVHは物理的線量分布、NTCPは生物学的線量分布であるが「真の線量分布＝臨床的線量分布」は患者の中にある。物理線量とCTCAEなどの患者生体情報に線量効果関係があれば放射線による有害事象と判定できる。

3）EBM

・エビデンスに基づいた医療EBMを行うためには、まずみて記録する。
・S字状カーブの形がわかれば有害事象の先行予測ができる。また有害事象を避けるために治療計画を変更することもできる。

❹ 臨床サービス

1）心身相関

・初回治療と再発症例、根治症例と緩和治療で患者の気持ちは大きく異なる。
・放射線治療の空間的（体内外の位置照合）・時間的（総治療期間）正確さによる

表3 CTCAE（放射線肺炎のグレード分類）

	0	1	2	3	4
NCI-CTC ver.2.0	なし	X線上の変化はあるが無症状、症状はあるがステロイドは不要	X線上の変化があり、ステロイドを要する	X線上の変化があり、酸素吸入を要する	X線上の変化があり、補助換気を要する
NCI-CTCAE ver.3.0 ver.4.0	なし	無症状でX線上の変化のみ	症状あり。ADLを妨げない	高度の症状あり。ADLを妨げる：酸素吸入を要する	補助換気を要する
SWOG	なし	X線上の変化・症状はあるがステロイドは不要	ステロイドを要する	酸素吸入を要する	補助換気を要する
RTOG acute	不変	軽度の咳または労作時呼吸困難	薬物治療を必要とする咳／僅かな労作による呼吸困難	麻薬で改善しない咳や安静時呼吸困難、ステロイドや非神経的酸素を要する	重症の呼吸不全、神経的酸素吸入、補助換気

治療精度は患者本人の意思にも依存する。
- 医療者とのコミュニケーションも円滑に安全に放射線治療を進めるために重要である。
- 不安に対する適切な情報提供・手技技術の提供は患者満足度を高める。
- 患者の1つひとつの小さな成功体験への喜び（再現性のよい息止めや排ガス、マーキングの消失防止など）や、治療完了時の達成感などを共有する。

2) 生活者としてのがん患者と水平分業
- 臨床現場では放射線治療を受ける生活者としての患者をみる。
- この分野は医師・診療放射線技師・医学物理士とは独立した水平分業の領域である。
- 外来治療の場合は、社会生活の比重が大きく、指導の困難さがある。
- QOL：食事や嗜好品、また排泄、衣類や入浴など生命維持活動のみならず、社会活動で治療の障害になることは極力排除して放射線治療の質の管理を生活指導の立場から行う。

3) テーラーメイドからオーダーメイドへ個別化治療と看護
- 遺伝情報と放射線治療：今後、患者の遺伝情報などが事前にわかるようになる（例：放射線肺臓炎の発症に一塩基多型が関与しているとの報告もある）。
- 患者ごとに「最高の方法と最良の方法」は違う。
- 標準治療を順守しつつも、個別化された医療が行われることもある。
- 投与線量も総線量・1回線量・分割方法も標準治療から変更されることもある。

文献

1) 日本放射線腫瘍学会：放射線治療計画ガイドライン 2016年版．金原出版，2016
2) 斎藤 勉ほか：臨床からたどる放射線物理．金原出版，2012
3) 斉藤 勉ほか：臨床医が書いた放射線生物学．金原出版，2008
4) 斉藤 勉ほか：日常診療のための放射線被曝の知識．金原出版，2014

図8 放射線治療が効くがんと、効きにくいがん

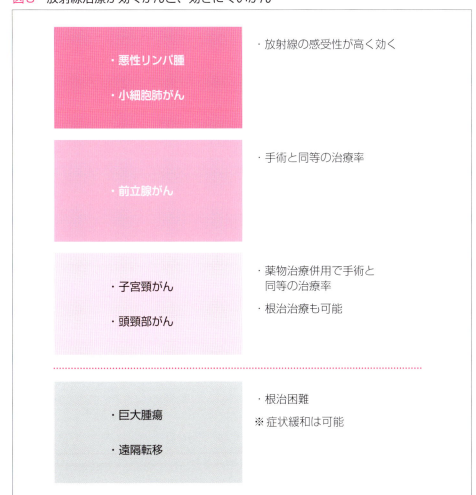

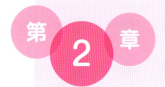

頭部および頭頸部

本章のポイント

- 頭頸部は単一の臓器ではなく、鼻腔から舌を含む口腔および咽喉頭までの性質の異なる器官を含んでいる。
- 患者にとっては、嗅ぐ、飲食する、話す、呼吸するなど、生活に必須の機能をもつ部位でもある。
- さらに、外表に近い臓器であり、治療そのものや病状進行による外見上の変化を経験する患者も多いことが特徴。
- 一方で、放射線治療が「効きやすい」部位でもある。放射線治療を化学療法と併用することで、機能を温存した根治治療を目指すことも可能。

日常生活を話す

- 放射線治療の効果を最大限にするためには、「予定通りの部位と期間に照射を実施すること」が重要。そのため、「禁酒禁煙」など有害事象低減のための日常生活における注意点を具体的に説明。
- 具体的な日常生活について患者とじっくり話をすることは、人間関係の構築にも有効。適切な事前の情報提供により患者の信頼を得て、治療継続の意欲を支える看護ケアは、予定通りの期間に治療を終えるために重要。
- 頭頸部への放射線治療による急性有害事象は、患者にとっては苦痛の強い症状でもあるため、適切なケアの提供は重要。

表 CTCAEのグレーディングスケール（CTCAE Ver.4）

口腔粘膜炎	グレード1	グレード2	グレード3	グレード4
症状	症状がない、または軽度の症状がある；治療を要さない	中等度の疼痛；経口摂取に支障がない；食事の変更を要する	高度の疼痛；経口摂取に支障がある	生命を脅かす；緊急処置を有する
ケア方法の例	症状出現前から、刺激の少ないブラシに変更する。痛みなどを感じるようであれば、刺激の少ない含嗽液を使用に変更する。	鎮痛薬として局所麻酔薬を入れた含嗽液に変更する。また口腔内乾燥に対して、保湿効果のある含嗽液を用いる。	セルフケアが難しい場合には、歯科衛生士などの専門家によるケアに切り替える。積極的に鎮痛薬（内服など）を検討する。	※グレード4の有害事象が起きないように治療計画は立案されているので、実際の臨床で観察することがまれである。

引用：有害事象共通用語規準 v4.0 日本語訳JCOG版より引用

Q&A

Q1 頭頸部に放射線治療を開始する患者さんに、体の洗い方をどのように説明すればよいですか？

A1
- 弱酸性で刺激が少なく泡が出るタイプのボディソープなどを利用して優しく洗うよう、具体的に伝える。
- 頭頸部への放射線治療では、照射した範囲に皮膚炎の症状が強く出ることが多い。皮膚炎を悪化・増強させないために、症状が出現する前に刺激を避ける。

Q2 頭頸部に放射線治療をしている患者さんが「保湿をしたい」と訴えています。どう返答すればよいですか？

A2
- 放射線治療医と相談して、「処方された保湿剤は塗り込まない」「照射直前を避けて使用する」と説明。
- 保湿剤を塗り込むと機械的刺激を受ける。照射直前に塗ると皮膚に吸収され、拭き取る際に機械的刺激を受ける。
- 一般に、照射の時点で皮膚表面に保湿剤が残っていないほうがよいとされる。しかし拭き取ると、機械的刺激として悪化を助長する。

患者が保湿剤をしたい背景
- 放射線皮膚炎が出現すると、皮膚が乾燥してピリピリと不快感を訴える患者がいる。
- 保湿剤の使用にはいろいろな議論があり、一定の見解は出ていない状況。

保湿の方法

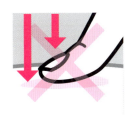

保湿剤は塗り込まない

Q3 頭頸部に放射線治療をしている患者さんに、どのような衣類を勧めるのがよいでしょうか？

A3
- 照射範囲の皮膚に触れる衣類には柔らかい素材を勧める。
- 仕事などの社会的理由でシャツの着用が必要な患者には、アスコットタイのように襟の中に柔らかい布を入れるといった提案を。
- Yシャツのように硬い襟が頭頸部に当たると、表皮剥離が進む。

お勧めの衣類

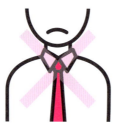
堅い襟はダメ

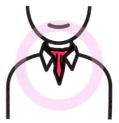
・柔らかい素材を使用する
・仕事にはネクタイでなくアスコットタイを使用する

Q4 頭頸部に放射線治療をしている患者さんが、海水浴へ行きたいと訴えています。気をつけることはありますか？

A4
- 患者が楽しみにしている心情に配慮しながら、少なくとも「照射が終了して皮膚炎症状が改善するまでの期間は避ける」ことを勧める。
- 放射線治療中の照射範囲に紫外線が当たることで、皮膚炎症状は悪化(頭頸部に限らず)。
- 海水浴は日光の遮へいが難しく、海水による刺激も強い。

Q5 頭頸部に放射線治療をしている患者さんへの口腔ケアはどのようにしたらよいですか？

A5
- 口腔内の刺激を避けるために照射開始前から、禁酒・禁煙を実施してもらうことは大変重要。
- 同時に、歯科・口腔外科と協同で口腔内の状況を把握し、口腔内の清潔について説明することも大切。

口内炎症状が出た場合
- 照射が進むと、口内炎症状が出現する。
- 症状が出現した際は、刺激の弱いスポンジブラシや含嗽へと、口腔清潔ケア方法を変更。
- 症状が進行してセルフケアが困難な場合には、セルフケア能力をアセスメントしたうえで介助（Grade3）。

Q6 頭頸部に放射線治療をしている患者さんに口腔粘膜炎が発症しています。強い痛みに対して、どのように対応したらよいですか？

A6

薬物療法
- 痛みのある患者に対しては、適切な鎮痛薬の使用を。
- 一般的にはアセトアミノフェンやNSAIDsが処方されることが多い。
- 薬剤を使用しても痛みが強い場合には、医療用麻薬を使用することも。
- 痛みによって口腔内の衛生が保てない場合、歯科衛生士など専門家の介入を調整することも重要。

非薬物療法
- 口腔粘膜炎の痛みに対する非薬物療法としては、氷片などで口腔内を冷やすことが有効。
- 氷片を口に入れる際には、角がないこと、水で濡らして粘膜に張りつかないようにすることなどに注意。

Q7 口腔粘膜炎の症状がある患者さんが、食事をとる工夫にはどのようなものがありますか？

A7
- 痛みが強いようであれば、食事前に鎮痛薬を使用（A6.参照）。
- 食事の形態や味付けによっては、症状を悪化させることがある。
- 硬い食材は物理的に粘膜を傷つける。酸味や濃い味付けも刺激になる。また極端に熱いものや冷たいものも同様。
- 水分を多く含む軟らかい調理法のほうが食べやすい。症状によって摂取量が少なくなった場合は、少量でも栄養価の高い食事を勧める。
- 最近では栄養補助食品が豊富になり、手軽に入手できるので勧めてもよい。

Q8 頭頸部に放射線治療をしている患者さんが、唾液が出なくて口が渇くと訴えています。何か工夫できることはありますか？

A8
- 放射線治療医に、唾液腺に放射線が当たる線量や範囲ができるだけ少なくなるように照射してもらう。
- 口腔内にある唾液を分泌する唾液腺は漿液腺のほうが粘液腺よりも放射線感受性が強く、照射を受けると比較的早期に漿液性分泌量が少なくなる。唾液分泌が低下すると食欲不振や話しにくさ、口腔内の不快を感じる。
- 患者が「唾液分泌が改善した」と実感するには長い時間がかかるので、照射時の対策が重要。
- 適宜、水分を摂取し、食事やケア時の刺激を避けることなどを具体的に説明（☞A5.7を参照）。

Q9 頭頸部に放射線治療をしている患者さんが、お面（シェル）がキツイと訴えています。作り直すことはできますか？

A9
- 基本的には、治療期間の途中でシェルを作り直さない。
- 頭頸部への放射線治療の場合、シェルに照射に必要な印（マーキング）が記載される。

作り直せる場合
- 病状の進行や一時的な浮腫によってシェルがキツくなり、痛みを感じて安静が保てない場合は例外。
- 放射線治療医や担当の診療放射線技師などと相談のうえで、マーキングに支障のない範囲に穴を開けたり、温めて再成形できる場合がある。

Q10 頭頸部への放射線治療が終了する患者さんに、どのようなことを説明すればよいですか？

A10
- 2週〜1か月程度は照射範囲の皮膚や粘膜への刺激を避けて日常生活を送ること（☞A1〜5、7、8参照）を具体的に勧める。
- 放射線治療が終了しても、有害事象はしばらく遷延する。
- 特に皮膚炎症状については、照射後に表皮が剥離するなどして一時的に悪化したようにみえることがある。
- 唾液腺分泌障害以外の放射線の急性有害事象は、必ず改善することを伝えて安心させる。
- 唾液腺分泌障害は、年単位で「少し楽になったかな」と感じる人が多い。

解説 ❶ 脳腫瘍

はじめに

- 脳腫瘍は、治療対象となる腫瘍は年齢により異なり、占拠部位により症状が異なる。
- 脳腫瘍は、手術・放射線治療などの局所療法と化学療法を組み合わせる集学的治療がなされることが多い。
- 放射線治療方法や治療効果、予後も腫瘍により大きく異なるため、適切な診断と治療が重要である。

❶ 脳の解剖と機能（図1）

・脳は大きく、大脳、間脳（視床・視床下部・下垂体・松果体など）、脳幹（中脳、橋、延髄）、小脳に区分される。
・大脳はその場所によって機能が分化している（機能局在）。
　①前頭葉：物事を考える、運動の指令をする。
　②頭頂葉：物事を感じ解析する。
　③後頭葉：目からくる視覚情報を取り入れ、解析する。
　④側頭葉：記憶や言語、音の解析を行う。
・左脳と右脳：ヒトでは左側の脳が言語の優位半球となり、計算や数値的なことを

図1　脳の解剖と機能

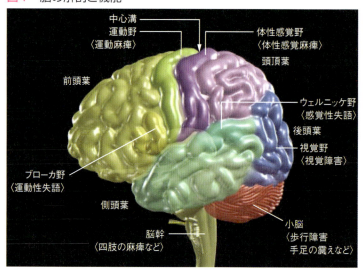

主に担当し、右側の脳は画像等の情報を処理する。10〜20％の人では言語の中枢が右側や両側にあるとされる。
- 視床は、感覚や細かい運動を統合する。視床が侵されると反対側の半身の感覚低下やしびれ、ときには強い痛みが出る。
- 視床下部と下垂体：ホルモン分泌の中枢。
- 松果体は生体リズムの調節を行い、メラトニンを分泌する。
- 脳幹が障害されると部位により、意識障害・四肢麻痺・感覚障害・運動失調が出る。
- 小脳は、手足のバランスをとる機能があり、中心部の虫部は体の中心線（体幹）の平衡感覚を司る。小脳が損傷されるとふらつきや手足の動きがぎこちなくなる。

❷ 脳腫瘍と分類

- 脳腫瘍は、頭蓋内の組織から発生する原発性脳腫瘍と転移性脳腫瘍に分けられる。
- 原発性脳腫瘍の組織分類は、腫瘍の形態学的、細胞学的、分子遺伝学的、免疫組織学的な特徴を併せて判断され、予後の良好なほうから不良なほうへGrade I〜Ⅳに分類されている。
- わが国の発生頻度は、髄膜腫27％、神経膠腫25％、下垂体腺腫18％、神経鞘腫11％、中枢神経系悪性リンパ腫3％である（表1、2）。

❸ 腫瘍関連症状

腫瘍関連症状は、大きく頭蓋内圧亢進によるものと脳局所症状（巣症状）に分けられる。

表1 脳の悪性腫瘍の頻度と予後

	頻度（％）	5年生存率（％）
神経膠腫	25.2	
星細胞腫	7.1	68.3
乏突起膠腫	0.9	87.8
退形成性星細胞腫	4.7	33.9
退形成性乏突起膠腫	0.2	63.0
膠芽腫	9.1	6.9
悪性リンパ腫	3.1	23.8#
胚細胞腫瘍	2.7	94.6*
髄芽腫	1.1	58.0
転移性脳腫瘍		15.0

5年生存率は1997〜2000治療開始症例　#：1984〜2000　*：pure germinoma

表2 脳の良性腫瘍の頻度と予後

	頻度（%）	5年生存率（%）
髄膜腫	27.0	95.9
神経鞘腫	10.7	98.0
下垂体腺腫	18.1	97.4
頭蓋咽頭腫	3.5	93.3
血管芽腫	1.7	92.0#
類皮腫・類上皮腫	1.5	96.0#
その他の原発性脳腫瘍	5.4	

5年生存率は1997～2000治療開始症例　#：1984～2000

1）頭蓋内圧亢進

- 頭蓋内圧亢進は、腫瘍自体の容積増加や周囲の脳浮腫の増大、腫瘍による脳脊髄液の流出経路の圧迫などに起因する水頭症などによって引き起こされる。
- 症状は、頭痛、悪心・嘔吐、意識レベル低下・昏睡などがある。
- 頭蓋内圧亢進が高度もしくは急激に起こった場合には脳ヘルニアを起こし死亡の原因となるため、腫瘍摘出や水頭症解除など緊急に手術を行う必要がある。
- 頭蓋内圧亢進の手術以外の治療には、高浸透圧利尿剤（マンニトール、グリセオール）やステロイドが使用される。

2）局所症状（巣症状）

- 腫瘍による圧迫や浸潤によって脳の機能が障害されることによって生じる神経症状である。
- 運動麻痺、感覚障害、視野障害、失語、痙攣発作、てんかん、記銘力障害、ホルモン分泌障害などが代表的な症状である。

❹ 神経膠腫の治療

1）神経膠腫（表3）

- 脳と脊髄には神経細胞と神経線維以外にそれらを支持する神経膠細胞があり、この神経膠細胞から発生する腫瘍が神経膠腫（グリオーマ）である。
- 神経膠腫はGradeが上がるほど高齢者に多くなる。
- 神経膠腫は、正常の脳へ染み込むように広がって成長していく性質がある。
- 正常な脳と腫瘍の境界を判断することは難しい。
- 神経膠腫の予後因子としては、組織分類（Grade）・年齢・PS・摘出率・病巣の大きさや広がり・MGMTのメチル化や遺伝子変異などがある。
- 神経膠腫は星細胞腫系腫瘍と乏突起膠腫系腫瘍に大別され、それぞれGradeにより治療選択が異なる。
- 神経膠腫の標準治療は
  ①GradeⅠ：手術

表3 神経膠腫の治療成績

	Grade 組織名	1年	2年	3年	4年	5年
Ⅱ	GⅡ星細胞腫（DA：びまん性星細胞腫）	95.4	84.2	78.7	78.0	75.0
	GⅡ乏突起膠腫（OL：乏突起膠腫）	98.0	95.9	93.0	91.2	90.0
Ⅲ	GⅢ星細胞腫（AA：退形成性星細胞腫）	80.8	63.1	51.8	44.8	41.1
	GⅢ乏突起膠腫（AO：退形成性乏突起膠腫）	92.3	82.5	78.7	75.4	68.2
Ⅳ	GⅣ膠芽腫（GBM）	60.3	25.4	15.9	11.1	10.1

(Committee_of_Brain_Tumor_Registry_of_Japan：脳腫瘍全国統計調査報告より、2013より)

表4 治療方法

手術療法	腫瘍摘出術
放射線治療	三次元原体照射 強度変調放射線治療 定位放射線照射
化学療法	テモゾロミド ACNU プロカルバジン ビンクリスチン
分子標的治療薬	アバスチン

②Grade Ⅱ：手術＋放射線治療
③Grade Ⅲ：手術＋放射線治療＋化学療法
④Grade Ⅳ：手術＋放射線治療＋化学療法

・初回治療の化学療法にはテモゾロミド（TMZ）を使用するのが標準的である。
・テモゾロミドの重篤な有害事象としては、骨髄機能抑制、ニューモシスチス肺炎やサイトメガロウイルス感染症やB型肝炎ウイルスの活性化などの感染症および、間質性肺炎、脳出血、二次性白血病、アナフィラキシー様症状等が報告されている。
・化学療法ではニトロソウレア系が使用されることもある。

2) 神経膠腫の放射線治療

・シェルによる固定を行う。
・意識障害や理解度の低下がある場合、安全に十分な配慮を行いつつ鎮静下の治療が必要な場合もある。
・CTやMRIで造影される腫瘍および腫瘍周囲の浮腫領域、摘出腔を含む照射野設定を行うことが多い。
・眼球、視神経、視交叉、中耳、視床下部〜下垂体、脳幹などのリスク臓器に配慮した治療計画が必要である。
・Grade ⅢおよびⅣでは、60 Gy/30回/6週が標準的な線量／分割である。
・放射線治療方法は、腫瘍形状に照射野を一致させる三次元原体照射が標準であったが、標的に照射野形状とともに高線量領域を一致させリスク臓器の線量を減ら

図2 強度変調放射線治療

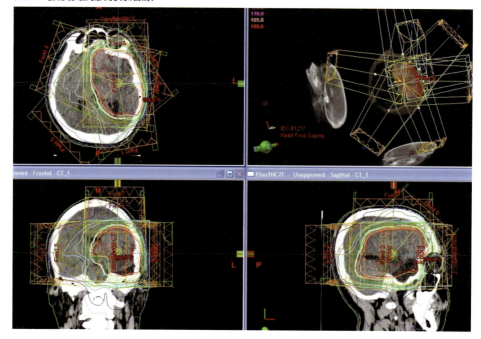

す強度変調放射線治療（IMRT）の応用が進んでいる（図2）。
・低悪性度の神経膠腫の場合、術後照射をせず経過をみる選択もある。

❺ そのほかの脳腫瘍

1）髄芽腫

・小児の小脳に好発し、頭痛や嘔吐、歩行時のふらつきが初発症状となることが多い。
・髄液播種が治療成績に影響。
・根治的治療では手術、化学療法とともに全脳全脊髄照射（図3）を含む術後照射が必要である。
・3歳未満では、副作用対策として化学療法により放射線治療開始を3歳以上になるまで延期することが検討される。（脳神経組織の構築は4歳前後までかかると考えられているため）

2）胚細胞腫

・発生頻度が欧米の2～3倍と高く、小児脳腫瘍の15.3％を占める。
・平均診断年齢は18歳前後で、男性に圧倒的に多い（78％）。
・松果体部発生が最も多く（60～70％）、神経下垂体部（トルコ鞍上部）が続く。
・胚腫（germinoma）が最も多く（50～60％）、混合型が30％前後である。

図3　全脳全脊髄照射

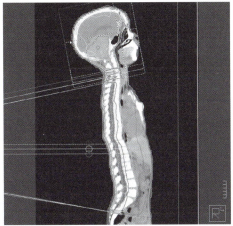
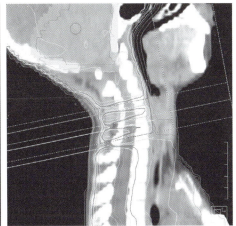

- 予後や照射野、線量が大きく異なるため、生検による病理組織の確定が治療方針の決定の際に必要となる。
- プラチナ系製剤を主体とした化学療法が非常に有効であるが、化学療法単独治療では高率に再発をきたすため放射線療法が必要である。
- 組織型と病巣の分布で、全脳室照射・全脳照射・全脳全脊髄照射と局所照射を組み合わせた放射線治療を実施する。

3）転移性脳腫瘍

- 転移性脳腫瘍は緩和的放射線治療において転移性骨腫瘍に次いで治療する機会が多い。
- 肺がん・消化器がん・乳がんからの転移が70％を占め、腺がんが60％である。
- 脳転移患者の死亡原因は、原病の悪化が50％であり、脳転移が原因の神経死は20％に過ぎない。
- 転移性脳腫瘍の治療選択枝は、
  ①全脳照射
  ②定位放射線照射（ガンマナイフなど）
  ③全脳照射＋定位放射線照射
  ④手術＋放射線治療
  の組み合わせがある。
- 治療方法の決定にかかわる予後因子としては、
  ①患者さんの状態（performance status：PSやKarnofsky performance status：KPS）
  ②年齢
  ③肺がんや乳がんなど原発巣や小細胞がんなど病理組織型
  ④原発巣が手術などで治療された状態か否か

⑤脳以外に転移があるか
⑥化学療法の予定など今後の治療方針
⑦患者さんの希望

が挙げられ、これらにより治療方針を決定することが多い。

❻ 脳腫瘍に対する放射線治療

1) 全脳照射
- 転移性脳腫瘍や脳原発悪性リンパ腫、胚細胞腫などで標準的治療として実施される。
- X線で左右より、1日に1回、週5回のスケジュールが標準的である。
- 固定にはシェルとよばれるマスクが使用され、眼は照射野外となるように治療計画を行うことが多い。眼と耳を結んだ線より上方が照射範囲となると考えてよい。
- 限局型小細胞肺がんでは、治療によりがんが消失した症例に対して予防的全脳照射が実施されている。

2) 定位放射線照射
- 定位放射線照射とは病巣に対し多方向から放射線を集中させる方法である。
- 定位放射線照射の特徴を活かすために対象はおおむね3 cm以下の病巣がよい適応とされている。
- 2 cm以下の転移では24 Gy、2〜3 cmでは18 Gyが線量の目安となっている。
- ガンマナイフに代表される1回照射の定位手術的照射以外に、数回に分割して照射する定位放射線治療がある。
- 転移性脳腫瘍では多くの場合1回照射である定位手術的照射を実施するが、転移の近傍に視神経など線量低減に注意が必要な正常組織がある場合や転移が大きい場合、周囲に強い浮腫を伴っている場合は分割照射である定位放射線治療が選択されている。
- 全脳照射より1回線量が高いため、浮腫の悪化や頭蓋内圧亢進による頭痛・嘔気・嘔吐を起こしやすい。

❼ 急性反応とその対応

- 重篤なものはほとんど認めない。
- 放射線宿酔として、頭痛、悪心、嘔吐、めまい、全身倦怠感などをみることがある。
  ①一時的には多くの患者さんがこれらの症状を示すことがあるが、1/3程度で薬物による対応を必要とするとされる。

②脳浮腫への影響は全脳照射の数時間後に現れると考えられており、脳転移による広範な脳浮腫を認める症例ではステロイドの使用や症状により制吐剤などが使用される。
③治療前に脳圧亢進症状のなかった患者さんに全脳照射後に重い症状が出現することはまれであり、症状が急激に出現する場合は腫瘍内出血など病巣の変化を疑い検査を検討する。

1）一過性耳下腺腫脹

- 放射線宿酔に比較すると1割程度と頻度は低いが、全脳照射など耳下腺を含む照射の場合に、治療開始数時間後に耳下腺の腫脹や痛みとして自覚されることがある。
- クーリングで改善することも多く、程度により鎮痛剤を使用する。

2）皮膚炎と脱毛

- 照射部位に線量に相当する皮膚炎および脱毛が起こる。IMRTでは、脱毛をみないこともしばしばある。
- 治療開始後2週間程度で脱毛と皮膚炎が始まり、治療後3〜6カ月で回復してくる。清潔の維持が重要であり、シャンプーを使用した洗髪では頭皮を強くこすらないように、やさしく洗うことを勧める。
- 皮膚炎は前額部や耳に強く出現することが多いが、これらの部位は照射範囲であることを意識していないことも多いため、おでこや耳をこすることは避けるように指導する。
- 発赤が出現する頃より皮膚炎が気になる場合は、冷たいタオルなどによるクーリングを勧める。
- かゆみやヒリヒリ感が強い場合はステロイドを使用するが、脱毛前はローションが使用しやすい。

3）外耳炎・中耳炎

- 頻度は少ないが治療後半より終了後に滲出性中耳炎を起こすことがある。
- 耳鼻咽喉科による診断と治療が必要であるが、滲出性中耳炎はしばしば反復することがある。
- 外耳道の刺激を避けるために頻回の耳かき使用を避けるよう指導する。

4）結膜炎

眼窩近傍が照射野に含まれる場合結膜炎を生じることがあり、ステロイド点眼による治療を行うことがある。

❽ 遅発性反応とその対応

- 放射線脳壊死が最も問題となるが、脳壊死と再発の区別が困難であることも多い。脳壊死の部位に一致した神経症状が出現する。
- 認知機能への影響は、放射線治療より腫瘍の存在が影響することが多い。
- 視神経や視交叉に50 Gy以上照射されると、視力・視野障害（含む失明）の可能性がある。
- 眼球が照射野内に含まれれば、角膜炎、網膜炎が起こることがある（角膜36 Gy以上、網膜45 Gy以上）。
- 水晶体に10 Gy以上が照射されると白内障を起こすが、手術など対応方法があることや年齢を考慮し照射野に含むことがある。
- 慢性中耳炎により聴力低下を認めることがある。
- 視床下部〜下垂体に25 Gy以上照射された場合、内分泌機能低下をきたすことがある（GH・LH／FSH：18 Gy以上、ACTH／TSH：40 Gy以上）。

コラム　鎮痛薬を飲みたがらない患者さん

　患者さんが内服しない理由があるはずですので、それを確認しましょう。内服しても効果がない、我慢できるのなら飲まないほうがいい、胃に悪い、薬を飲むことに抵抗感がある、医療用麻薬と聞いて怖くなった、放射線治療が効いているか知りたいので鎮痛薬は使わない─などなど、それぞれに理由があると思います。

　一方的に鎮痛薬服用を催促しても、患者の問題行動を変化させることはできません。患者さんのもつ「特有の理由」をまずは理解することが重要です。そのうえで患者さんに合わせて説明していきましょう。鎮痛薬への誤解を解いたり、理解が高まることで痛みのコントロールする内服行動がとれる方もいます。

解説 ❷ 頭頸部腫瘍

まえがき

　頭頸がんは婦人科がんとともに最も古くから放射線治療が行われてきた領域である。表在であり視診・触診など診察のしやすさから経過観察・治療効果の判定が容易であることも一因であったが、現在では放射線治療は大きく飛躍し、画像診断などの進歩により経過観察や効果判定も客観的に行われるようになっている。しかしながら患者をみるという点では基本的には変わらない。本章では頭頸がんの放射線治療の看護の考え方を中心に解説する。

はじめに

1）頭頸部の局所解剖と機能（図1、2）

①解剖学的に複雑な形態を呈する。外表への露出部であり、多くの性質の異なる放射線感受性を有する器官（脊髄、目、耳、鼻、口、咽頭、喉頭、唾液腺）が存在する。手術を行う場合、これらが欠損し再建が必要になる場合もある。

②生理学的に咀嚼・嚥下・発声・構音・呼吸・加湿保温冷却・免疫といった多くの生命活動・社会活動に重要な機能がある。これらを温存するために放射線治療が選択されるが、正常組織も放射線照射により影響を受けることになる。

③生化学的にも涙・鼻汁・唾液などの分泌液の中に免疫グロブリンIgAやリゾチー

図1　頭頸部領域の解剖

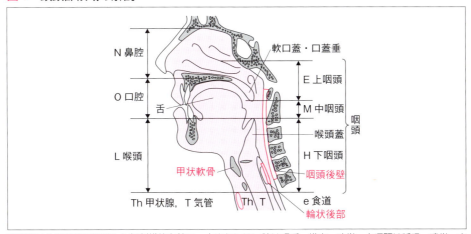

頭頸部は生理機能に関係した解剖構築を持つ。大まかには口腔は咀嚼・構音・味覚、上咽頭は呼吸・嗅覚、中下咽頭は嚥下、喉頭は呼吸・発声、唾液腺や免疫に関連したリンパ組織も存在する。脳脊髄・耳（聴覚）・眼球（視覚）とも近い。

図2　口腔内から外をみた解剖学的位置関係

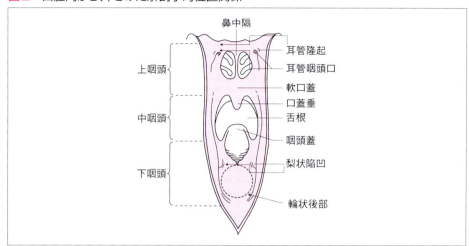

扁平上皮によって囲まれ、咽頭扁桃、口蓋扁桃、舌根扁桃などリンパ組織も多い。随意動作である嚥下により梨状陥凹から食道に入るが不随意筋である咽頭収縮筋が作用する。上咽頭では耳管咽頭口から中耳に耳管で交通する。

ム、唾液アミラーゼなどが含まれ、照射によりこれらも影響を受ける。左右3対ある大唾液腺（耳下腺、顎下腺、舌下腺）からは1日に1〜1.5ℓの唾液が分泌されており、唾液腺照射により特にサラサラした漿液性分泌が減少する。患者QOLの立場からも影響は最小に留めなければならない。

2）外来刺激と放射線照射への付加的な二次変化

①物理的刺激：皮膚への紫外線は放射線と同じ電磁波である。乾燥は皮膚粘膜の保湿性を低下させ組織障害を進行させる。温度刺激では熱いものは放射線の効果を増強する。咀嚼・咬合は歯根部への圧力刺激である。歯冠などの金属はアレルギー源として、また放射線照射の際の散乱線増加につながり、隣接する粘膜炎を増強する。

②化学的刺激：喫煙はニコチンなど粘膜への直接刺激のみならず、血管にスパスムを起こさせ血流を低下させる。アルコールは化学的刺激と浸透圧による粘膜刺激になる。その他、強い香りの嗜好品も化学的刺激となる。皮膚では化粧品内に含まれる金属や化学物質が影響を与える可能性がある。中高齢者に多いGERD・逆流性食道炎も逆流した胃酸の刺激が下咽頭まで達するため、食後は右下側臥位にするなど体位の工夫も必要である。

③生物学的刺激：鼻腔、口腔は感染源の入り口である。EBVやHPVなど頭頸部がんとの関連も示唆される。歯槽膿漏等に関連した、いわゆる虫歯菌を中心とした口腔内の雑菌は唾液とともに常に口腔から下咽頭へ流入し、感染の可能性もある。口腔内衛生状態を清潔にしておくことは重要である。

図3 よくみる頸部リンパ節転移と部位別表記の仕方

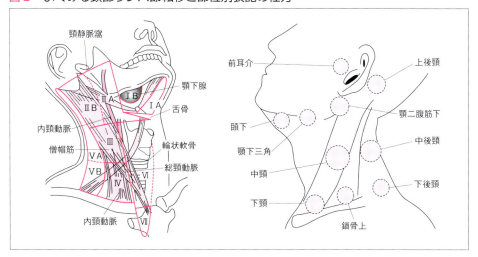

❶ 頭頸腫瘍

1）頭頸部がんの部位と組織型

　原発巣は口腔・咽喉頭などの体内腔を内貼りするようにある粘膜であるが、表在深在の頸部リンパ節転移が多い（図3）。多くは扁平上皮がんであり、本来ある扁平上皮から発生し高分化のものが多いが、周囲組織の耐容線量の限界以内で高線量を投与できる。咽頭がんは上咽頭ほど分化度が低く下咽頭ほど分化度は高い。よって放射線による根治度は上咽頭ほど高い。唾液腺からは腺がん発生。リンパ腫はワルダイエル輪と頸部リンパ節を侵す。また、この領域は多発がん、重複がんの多い部位でもある。

2）頭頸腫瘍の予後

　予後決定因子として栄養の役割が大きい。実際照射が進むにつれて経口摂取が困難になる場合が多い。よって放射線治療では治療効果を妨げ正常組織の有害事象を高めるような二次刺激・負荷刺激の除去が重要である。栄養不足は治癒を遅らせ、治癒の遅延は栄養不足をまねくといった悪循環をきたす。治癒を遅らせる局所的要因と糖尿病などの全身的要因を取り除くことが必須である。

❷ 放射線治療の特徴

1）複数の異なる性質を持つリスク臓器OAR（表1）

　これらや晩期有害事象をエンドポイントにしていることに注目すること。早期の有害事象は一過性で多くは治癒する。
　機能小単位FSUの並び方で放射線に対する臓器の生物学的有害事象の評価が異

表1　正常組織の耐容線量

組織（臓器）	晩期反応（障害）	TD5/5*	照射範囲
水晶体	白内障	6 Gy	全眼
皮膚	硬化、潰瘍	>55	100 cm³
口腔粘膜	硬化、潰瘍	60	50 cm³
食道	狭窄、潰瘍	60	75 cm³
胃、小腸、大腸	狭窄、潰瘍	45	100 cm³
直腸	狭窄、潰瘍	55	100 cm³
肝	肝不全、腹水	35	全肝
腎	硬化症	23	全腎
膀胱	萎縮、潰瘍	60	全膀胱
尿管	狭窄	75	5〜10 cm
卵巣	不妊	6	全卵巣
子宮	壊死	>10,000	全子宮
肺	線維症	30	一葉
心	心嚢炎、心筋症	40	全心
脳	壊死	55	全脳
脊髄	壊死	50	5 cm
骨髄	造血不全	3 / 40	全身 / 局所
骨（成人）	骨折	>65	局所
筋肉	硬化、壊死	>70	局所

*TD5/5：1回2 Gy週5回の分割照射によって、対象とする障害が5年間に1〜5%の発生のリスクがある線量。リスクの推定線量なので、必ずしも発生するわけではないが、耐容線量の目安になる。

(再掲)

なる。すなわち直列臓器では最高線量を並列臓器では容積線量で制約をかけていることが多い。

①脊髄：直列臓器45 Gy、脊髄麻痺は対麻痺として出現する。早期に現れるレーミッテ症候は一過性であるが観察は要する。
②喉頭70 Gy、持続するヒレツ部の浮腫は嚥下障害や嗄声の原因となる。喉頭壊死をきたせば、最悪の場合は喉頭摘出となる。
③唾液腺（特に耳下腺は漿液性分泌：サラサラ唾液）：左右一対あり、並列臓器。
④頸動脈：脳梗塞が増えるとの報告もある。頸動脈の血管壁障害に基づく。
⑤眼球とくに水晶体5 Gy。
⑥咽頭収縮筋：不随意筋であり、高線量で嚥下障害。
⑦咬筋・翼突筋：随意筋であり、高線量で咬合・咀嚼障害。

2) 様々な放射線治療技術

①外照射ではシェルやバイトブロック使用が一般的（図4、図5）。シェルを使用することにより、ビルドアップと散乱線増加の関係で皮膚線量が増加し皮膚炎が強くなる可能性がある。この場合は照射野に一致してシェルをくりぬく必要もある。患者固定は入念にする必要があり、固定が弱いと位置ずれをきたし正確な位置照合ができない。また、シェルに位置合わせのマーキングをしており皮膚面に

図4

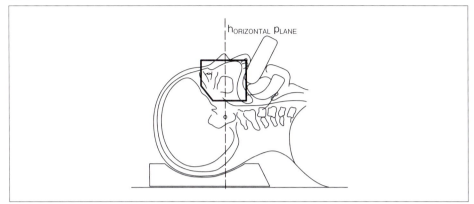

上顎と下顎を分離するためバイトブロックを使用する。本例では上顎がんへの照射のため下顎を照射野外に外している。

図5

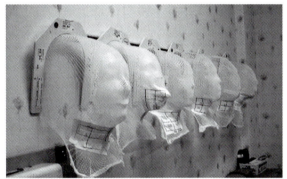

熱可塑性シェルで患者ごとの個別の対応をする。

ないので、観察時にはシェルのマーキング情報を参考にする。
②多くは抗がん剤全身投与の同時併用化学放射線治療CCRTだが、上顎がんは浅側頭動脈からの動注併用。リンパ腫は化学療法後の地固めとして放射線治療を行う。分子標的薬剤との併用も行われつつある。
③原発巣は機能温存のためにも照射で制御を目指し、頭部リンパ節転移は手術による摘出を行うこともある。
④近年はOARの線量を下げるためIMRTなど工夫はなされているが、適応も限られ多くは対向二門・直交二門照射などである。照射野形状は複雑でつなぎ目のある照射野ではつなぎ目の過線量や低線量が有害事象や再発につながる。（図6）
⑤小線源治療・口腔内電子線・モールド療法もあるが、適応は限られる。

3) 急性反応とその対応
①「照射前」の基本的考え方：所定の照射が予定通り完遂できるよう治療遂行の障

図6

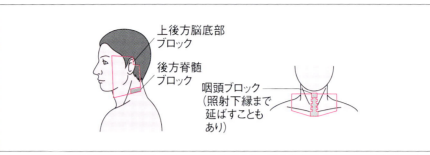

頭頸の左右対向二門と下頸部鎖骨上前一門のつなぎ照射の1例。接合部の線量の過不足のないよう注意する。OARである脊髄にはブロックを入れて保護する。

害を取り除くことが大切。具体的には皮膚・口腔内衛生状態の維持である。
a) 皮膚：日光紫外線予防と衣服などからの静電気や擦過刺激を避ける。照射野内皮膚の化粧は禁止である。この場合には放射線の射出側皮膚も同様である。
b) 口腔鼻咽頭粘膜：保湿・感染予防に努める。う歯の治療、金冠の除去、既存の歯周囲炎の制御（歯間ブラシなど使用）は照射開始前に行っておく。皮膚粘膜の冷却については異論もあるが、基本的には口腔内と皮膚に対する温熱刺激は粘膜炎を増強させるので、熱いものは口に入れない。
c) 結膜：外出時は紫外線カットグラスの着用を指導する。強ければステロイド点眼。

② 「照射期間中」の予期される反応の事前説明と重症化予防：正常組織については放射線による物理的炎症である。これにさらに物理・化学・生物学的付加刺激が加わると、創傷治癒の遅れをきたすことになる。基本的には当該臓器の安静（局所的要因）と栄養摂取（全身的要因）だが、照射が進むにつれて経口摂取が困難になる場合もあり、経管栄養や経静脈栄養になることもある。有害事象が強いと食欲低下・意欲低下につながるので、支援介入が必要となる。

a) 放射線粘膜炎：うがいを行い口腔内を清潔に保つ。口腔内疼痛に対しては鎮痛剤。喫煙は粘膜への化学的刺激を付加するため禁煙とする。上顎がんや頸部リンパ節への照射など口腔内に病変がない場合は氷水などで積極的に冷却を行ってもよい。施設により照射開始前後30分間氷水を含ませていることもある。
b) 唾液分泌低下：飲水、人工唾液。
c) 嗄声：喉頭炎、声帯炎による。寡黙、禁煙の指導。受動喫煙にも注意。
d) 嚥下障害：咽頭収縮筋も照射野に入る場合は起こりやすい。栄養摂取低下や誤嚥の原因になる。必要に応じて経管栄養や胃ろう作成を行う。
e) 鼻咽腔：鼻脱毛などによる湿度低下と吸気の温度調整が不良となる。マスクなどで対応。
f) 頸動脈：禁煙を指導し、血管のスパスム予防。
g) 浸出液・壊死物の除去：ガーゼ交換や嗽・洗浄を行い、またネクロトミー（舌

や上顎）を行って二次感染の予防を行う。

③全身的要因
a) 高タンパク栄養食：創傷治癒の原則である。頭頸がんでは栄養不足が予後と関連する。皮膚粘膜の上皮化を促すビタミンB1・B2や亜鉛は不足しないよう注意。亜鉛は味覚保持にも有効。
b) 貧血の改善（鉄剤・ビタミンB12など）：貧血は放射線の治療効果も減弱させ正常組織の治癒も遅延させる。
c) 禁煙：血管スパスムで局所も血流不足となるので禁煙する。
d) 糖尿病のコントロール：手術前後と基本的には同じく、創傷治癒で重要であるばかりでなく感染予防にもなる。

4) 晩期有害事象

①照射後の数カ月から数年を経ての晩期有害事象の予防と早期発見が重要となる。放射線による幹細胞数の減少に起因する。照射野線束内は放射線という物理的炎症からの創傷治癒後の瘢痕萎縮帯を形成する。線維化は徐々に進行し固く脆い脆弱組織・萎縮組織となっている可能性あり。線維化・硝子化組織は血流が不良で組織は慢性的虚血状態に陥っている場合もある。よって酸素不足を起こさせないことが重要であり、また残存組織を鍛えて廃用性萎縮を避けるためのリハビリが重要である。ここではすでに急性炎症は終わっており過度の安静は不要であるが、二次刺激を避けることはいうまでもない。

②OARに限らず限局的な高線量域に注意する。皮膚粘膜もびらん・潰瘍の発生に注意する。難治性の舌・粘膜潰瘍や骨髄炎・顎骨壊死は局所の清拭のほか高気圧酸素療法も適応になる。下顎骨壊死はビスフォスフォネートを使用している場合もあるので注意を要する。

③栄養状態の維持などは継続的に取り組む。血管は動脈硬化が促進しており、脳梗塞等の予防のための食事指導を行う。禁煙や貧血防止を徹底する。免疫力低下による感染を防止する（早めのマスクなど）。

a) リンパ浮腫・顔面浮腫：術後照射に多い。睡眠時側臥位では患側上にし、リンパマッサージでは非照射部分からリンパ液を中枢に戻す。
b) う歯、歯周囲炎：歯槽骨の吸収が進み歯肉も萎縮するが、口腔内衛生状態は清潔に保つ。このことは感染の予防にもつながる。
c) 甲状腺機能低下：照射後長期間を経てみられることがある。易疲労感・倦怠感を訴える場合は疑ってみる。
d) 脱毛ひげ：脱毛している場合も多いが、皮膚が萎縮しておりカミソリでの髭剃りを避け電気シェーバー使用とする。

❸全人的ケア

　外来になると患者と接する機会が減ってきて十分に把握できなくなるため、受診時の情報収集は重要性を増す。いわゆるがんサバイバーや担がん患者であり、なおかつ放射線治療歴を有している。がんが癒えたとしても、晩期後遺症と二次発がんの不安はつきまとう。放射線照射を受けたことによる臓器組織の変化は将来も続くが、臨床的に問題となることが無いように生活指導をしなければならない。また頭頸がんは多発や他臓器との重複がんも多い部位である。これらの早期発見に努めなければならない。

コラム　病棟看護師とのやりとり

　病棟看護師にとって放射線治療室は、みえない場所にめる未知の領域です。患者さんがどのような姿勢で、どれくらいの時間を過ごさなければならないかを具体的に伝えて、病棟看護師に疼痛コントロールと出棟方法の検討を依頼しましょう。

　初回の診察が終わった時点で、患者さんの安楽が図れたか否かを評価して、疼痛コントロール方法、レスキューのタイミングを病棟看護師に必ずフィードバックします。診療放射線技師さんとの情報共有も重要です。

　どの姿勢で痛みが増強するのか、どこを触ると痛いのか、どのような介助方法が安楽かなどを共有しておきます。その情報をもとに診療放射線技師さんたちは再現性が確保できて、安楽な姿勢をとることができるように、固定具を事前に検討してくれることでしょう。

　短時間で診察から治療計画CTが続けられるように、他患者さんとの治療時間の調整も必要です。

食道炎に対する食事のポイント

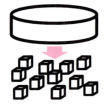
数ミリ大の刻み食へ

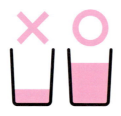
水分があるもの

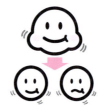
少しずつよくかむ

プリンやゼリー、流動食も

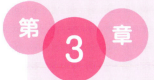

乳腺

本章のポイント

- 乳がんの温存術後は、再発予防と生存率の向上のために放射線治療が行われる。
- 患者自身がきちんと目的を理解しているかが重要。
- 乳がんの放射線治療の有害事象は皮膚障害が中心。セルフケアも難しいものではない。
- 治療による侵襲は大きくないため、就労しながらの治療も可能。
- 治療に対する理解と思いを確認し、精神的な支援も重要。

Q&A

Q1 乳がん手術後の放射線治療を受ける患者の治療前のアセスメントのポイントを教えてください。

A1
- 手術後のアセスメントのポイントは「上肢挙上が可能か」と「創部の治癒状態」。
- 乳房全摘術後の患者は上肢挙上が困難な場合も。
- 治療中の照射体位の維持のため、上肢のリハビリ継続を勧める。

Q2 抗がん剤治療後の放射線治療の受ける患者の治療前アセスメントのポイントを教えてください。

A2
- 末梢神経障害、脱毛、味覚障害、倦怠感や易疲労感の有無。
- 毎日の通院への不安が大きい患者の理由を聞く。
- 抗がん剤の副作用の有無により、日常生活の障害と、通院時の障害を聴く。

Q3 ホルモン治療をしながら放射線治療を受ける患者さんのアセスメントのポイントを教えてください。

A3
- ホルモン治療の副作用は、ほてり、のぼせ、発汗、頭痛、肩こり、うつ状態、筋肉痛、関節のこわばり、骨密度の低下など。
- 多量の発汗はマーキングが消える可能性が上昇。
- 関節のこわばりは上肢挙上を妨げることもある。
- 精神的な落ち込みや不定愁訴などは、通院継続を妨げる原因となり注意が必要。

Q4 有害事象に影響する身体の特徴はありますか？

A4
- 乳房のボリュームが大きい人は乳房下縁の皮膚接触面が大きくなり、皮膚炎増強のリスクが高い。
- 肥満体型の系の人は腋窩の皮膚がこすれやすく、皮膚炎の増強リスクあり。

Q5 社会的側面のアセスメントの項目を教えてください。

A5
- 家族構成、家庭内での役割、仕事の有無、仕事の内容、治療による役割の変化の有無等。
- 通院にかかる時間、通院手段―社会的な役割が果たせるように治療時間帯の調整が必要。

Q6 同じ線量の治療なのに、他の部位の放射線治療よりも乳房への放射線治療の皮膚反応が強く出るのはなぜですか？

A6
- 接線照射にする理由は、乳房内の線量を均一化し、肺や心臓への照射を避けるため。
- 皮膚に対して斜めに放射線が当たることで皮膚線量が高くなるため、皮膚反応が強く出る。

Q7 追加照射（ブースト照射）は何ですか？　どのような患者さんに適応になりますか？

A7
- 腫瘍床に対して追加照射すると、乳房内の再発を減少させることから、切除断端接近例、断端陽性例に追加照射をする施設が多い。
- 若年（50歳以下）は局所再発抑制効果が大きいため、断端陰性でもブースト照射が推奨される。

Q8 ブースト照射の場合、有害事象はありますか？

A8
- 電子線が使われ、皮膚線量は上がる。
- 最後の4～5回が電子線になると、放射線治療が終了してから皮膚の炎症が現れることも。
- 晩期障害として毛細血管拡張が生じることもあり。

Q9 乳房への寡分割照射について教えてください。

A9
- 1回線量2.66Gy・16回で治療する方法。
- 基本的には50歳以上で化学療法をしていない、線量均一性が保てる、乳房温存手術後のpT1-2N0（腫瘍最大径2.0cm以下〜腫瘍径2.0以上で最大径5.0cm以下、リンパ節転移なし）の患者が対象。
- 患者が希望すれば受けることもできるが、施設によって治療方針が異なる。

Q10 ホルモン剤の内服をしながら放射線治療を受けている患者さんがいます。倦怠感が強く気分もすぐれません。こんなとき、放射線治療は休んでよいでしょうか？

A10
- 休まないで完遂が基本。
- 通院できないほどであれば、主治医科に入院の可能性について相談。
- 薬の減量や休止、副作用を抑える漢方薬の処方などが検討される場合も。

Q11 手術の創部の周りが腫れてきたのですが、放射線治療は続けてもよいですか？

A11
- 原因により対処が変わるので、担当医の診察を受けてもらう。
- 術後のリンパ液の貯留、創感染の可能性あり。

Q12 下着や衣類選びについて教えてください

A12

形状等
- 締め付けのあるワイヤー入りのブラジャーやボディースーツは身につけない。
- 腋窩のこすれを予防するため、袖回りに余裕のある衣類を選ぶ。
- アンダーバストは皮膚の重なりが生じる皮膚障害の好発ポイント。

素材
- ソフトな素材の肌着を選ぶ。天然素材や「綿100%」でも、厚手でごわつき感がある素材は適さない。
- 静電気の起きにくい素材や肌触りがソフトなものであれば化学繊維でも可。

Q13 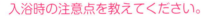 入浴時の注意点を教えてください。

A13
- 入浴時はゴシゴシこすらない、タオルで拭くときは押さえ拭きする。
- 接線照射であれば背部には当たらないので、背中はゴシゴシこすってもよい。
- 腋窩部位は湿度があり、皮膚の重なりがあるため、皮膚障害の好発部位。
- よく泡立てた弱酸性の洗浄剤を用いてソフトに洗う。
- 入浴時だけでなく、発汗後の汗を拭くときにも照射部位はこすらないよう注意。

Q14 治療中腋毛の処理はしてもよいですか？ 制汗スプレーは使ってもいいですか？

A14
- 腋窩の皮膚保護を第一に考えると「何もしない」のがよいと考えるが、患者の気持ちをくみつつ、対処を伝えるのがよい。
- 毛根の炎症が出やすい脱毛ではなく、刺激がないようにシェーバーで処理をするのもよい。
- 制汗スプレーは使用しても皮膚障害の程度は変わらないという文献もあるが、

炎症があるときは処理やスプレーは勧められない。
- これは診療放射線技師に男性が多く、女性としてのエチケットの面から出た質問と思われるので配慮が必要。

Q15 放射線治療中に、反対側の胸や腕のマッサージを受けてもよいですか？

A15
- 照射している部位以外なら問題ない。
- マッサージは精神的にもストレスの緩和にもつながるので、照射部位以外であれば気持ちのコントロールに役立てられるので問題ない。

Q16 放射線治療中スポーツをしてもよいですか？

A16
- スポーツ自体が治療に悪影響を及ぼすことはない。
- しかし、激しい動きや発汗のためマーキングが消えてしまうことが難点。
- 水泳なども濡れてマーキングを消してしまう可能性が高くなるので、避けてもらうほうがよい。

Q17 鎖骨上窩に照射する場合、セルフケアで注意することは何ですか？

A17
- 腋窩リンパ節の転移が4個以上あった場合は、鎖骨上窩への照射が推奨されている。
- 咽頭や上部食道の一部が照射範囲に入るため、20Gyを過ぎた頃から粘膜障害の症状が出現。
- 嚥下時の違和感やつかえ感や痛みの症状。刺激のある食事や熱いものを控えたり、よく噛んでゆっくりと飲み込むことなどに注意してもらう。
- 肩にバックをかけたりすると鎖骨が擦れることがあるので、荷物を持つ際の注意も伝える。

Q18 放射線治療後のセルフケアはどんなことがありますか？

A18

経過説明
- 皮膚の治癒経過を説明する。
- 放射線治療終了後1～2週間程で炎症が治まり、回復に向かう。
- 治療後の皮膚の発赤が回復していく過程で褐色に変化し、古くなった皮膚がむけてくる。日焼け後の皮膚の変化をイメージするとよい。

ケアの継続
- 愛護的なケアも2週間ほどは継続していくことが必要。
- 表皮剥離や炎症が強い場合はステロイド軟膏が処方されている場合がある。
- ステロイド軟膏の長期連用はよくないので、症状がなくなったら使用を中止するよう指導
- 毛根や皮脂腺がダメージを受けているため、皮膚の乾燥や脱毛、熱感が続くことも説明。
- 乾燥した皮膚ケアは保湿クリームを使用する。
- 入浴後に照射部位が熱感をもつことがあるが心配ないことを説明。

放射線性肺臓炎
- 放射線性肺臓炎が放射線治療1カ月から3カ月程度で出現することも。
- 乾性咳嗽や労作時の息切れや発熱が症状。症状を有する頻度は5％未満と少なく、多くは無治療で軽快。
- 照射部位に一致して肺炎像がみられる場合があるので、放射線治療後に別のクリニックで診察を受ける際は、乳房への放射線治療を受けた旨を伝える重要性を説明。

Q19 晩期有害事象への対処はどのようなことがありますか？

A19
- 乳がんで腋窩廓清施行後の晩期有害事象で代表的なものはリンパ浮腫。
- 袖ぐりや脇を締め付けない、重い荷物を長時間持たない、リンパ節の隔清をしたあとは特に上肢の怪我に気をつけてもらう。
- 症状に気が付いた際には医療者に相談をしてもらう。

有害事象に影響する身体の特徴

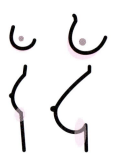
乳房のボリュームが大きいと、
乳房下辺の皮膚接触面が大きくなる

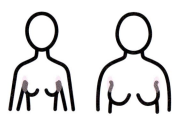
肥満体型の人は
腋窩の皮膚がこすれやすい

皮膚炎増強のリスクが高い

解説　乳がん

はじめに

- 乳がんは日本人女性のがんの罹患率の第1位である。
- 死亡率は20％と低く、適切な治療によって治癒が期待できるがんの1つである。
- 乳がんの治療はTNM分類、病理組織所見、ホルモンリセプターの有無などにより異なる。
- 手術や放射線治療などの局所療法に加え、内分泌療法、各種の化学療法が併用され、その治療方法は様々である（表1）。
- 早期乳がんに対する乳房温存療法は乳がん治療の約6割を占め、その中で乳房への放射線治療は乳房内再発を抑え、予後の改善につながるものとして重要な役割を果たす。
- 進行乳がんでは乳房切断術後の胸壁や所属リンパ節への術後照射が治療成績の向上に有用である。

❶ 乳房の局所解剖と機能

・乳房は胸壁皮膚・皮下組織・脂肪・乳腺・大胸襟・小胸筋から構成される。
・胸壁皮膚は脂腺・汗腺を有し、皮膚の保湿や体温の調節を行う。乳房への照射時にはこれらの機能が低下し、皮膚の乾燥や熱感が生じる。
・照射により皮膚の基底細胞の分裂が不良となり表皮が薄くなり、表皮剥離をきた

表1　乳がんに対する治療方法

手術療法	腫瘤摘出術（Tm） 乳房円状切除術（Bp） 乳房扇状切除術（Bq） 全乳房切除術（Bt） センチネルリンパ節生検 腋窩廓清術（Ax） 胸筋温存乳房切除術（Bt＋Ax、Bt＋Ax＋Mn） 胸筋合併乳房切除術（Bt＋Ax＋Mj＋Mn） 拡大乳房切除術（Bt＋Ax＋Mj＋Mn＋Ps）
放射線治療	乳房への接線照射 胸壁への照射 鎖骨上窩リンパ節への照射
内分泌療法	LH-RH アゴニスト 抗エストロゲン薬（TAM・TOR） アロマターゼ阻害剤（AI） 合成黄体ホルモン製剤（MPA）
化学療法	アントラサイクリン系（ADR・EPI） アルキル化薬（CPA） 代謝拮抗剤（MTX・5FU・ゼローダ） 抗腫瘍性抗生物質（MMC） 微小管阻害薬（タキサン・エリブリン）
HER2陽性	トラスツズマブ ペルツズマブ ラパチニブ

（注）Ps：胸骨傍　Mj：大胸筋　Mn：小胸筋

しやすい。
・乳腺の機能は妊娠時における乳房発達と乳汁分泌である。

❷ 乳がんの特徴

・乳がんの治療は手術＋放射線治療＋薬物療法が併用される集学的治療が行われ、ときに1年間の長期にわたり一次治療が行われる。
・乳がんの約70％はホルモン依存性であり、内分泌療法は5年以上実施される。
・薬物療法の適応は年齢・腫瘍径・病理学的所見（病理学的悪性度、リンパ管浸潤や静脈浸潤の有無、ホルモンリセプターの有無、HER2発現の有無、リンパ節転移個数）により決定される。
・乳がんの治療成績は10年で比較され、長期経過観察が必要である。

❸ 乳がんに対する基本的放射線治療

1）乳房温存療法
乳房部分切除術＋センチネルリンパ節±腋窩郭清術→乳房への放射線治療

2）乳房切除→胸壁±鎖骨上下リンパ節照射

❹ 照射方法

1）乳房への接線対向2門照射（図1）
・均一な線量分布を得るためにウエッジ・フィルターを使用するか、フィールド・イン・フィールド法を用いる。
・線源：4～6 MVのX線。
・総線量：46～50 Gy/23～25回/5～6週。
・追加照射について：病理学的に切除断端に癌遺残が疑われる場合は10～15 Gyの追加照射が推奨される。電子線が使用されることが多い。

2）胸壁＋鎖骨上への照射方法
①接線対向2門照射＋鎖骨上窩リンパ節前1門照射（図2）
・乳房への接線照射に鎖骨上窩リンパ節をハーフ・フィールド法でつなげる。
・鎖骨上窩は4～6 MV、前1門または前後2門、総線量は予防照射の場合は50 Gy/25回、鎖骨上窩リンパ節転移ありの場合は60～66 Gy/30～33回である。
②胸壁へ電子線前1門照射＋鎖骨上窩リンパ節前1門照射（図3）
・線源：6～9 MV電子線。必要に応じボーラスを用いて皮膚の線量を増加。
・総線量：皮膚浸潤がなければ50 Gy/25回、皮膚浸潤ありの場合は照射野を縮小

図1　乳房への接線対向2門照射

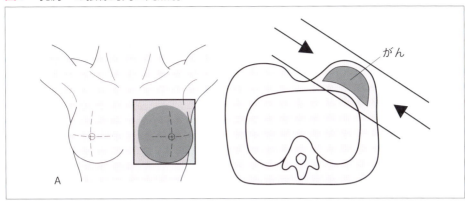

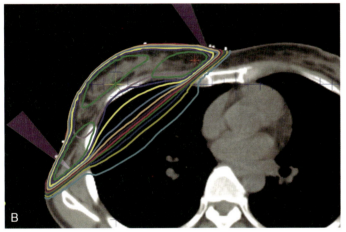

図2　乳房への接線対向2門照射＋鎖骨上窩リンパ節前1門照射

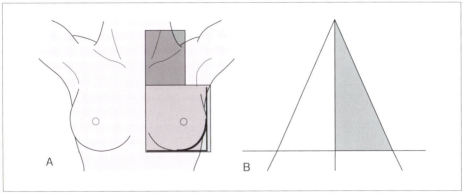

B：ハーフ・フィールド法。照射野の半分のみを用いて、つなぎ目の線量を均等とする方法。

図3　胸壁へ電子線前1門照射＋鎖骨上窩リンパ節前1門照射

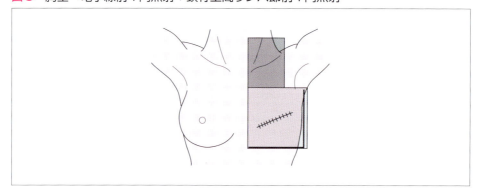

し60 Gy/30回。

❺ 急性反応

1）放射線皮膚炎

- 乳房への照射は4～6 MVのX線を用い、接線対向2門照射で行うために皮膚の表面線量が高くなる。
- 放射線皮膚炎が副作用として最大の課題である。
- 照射開始後20～30 Gy/2～3週で皮膚の乾燥感、発汗低下に伴う乳房の熱感が出現する。
- 30～40 Gy/3～4週で皮膚の発赤・色素沈着が出現する。
- 40～50 Gy/4～5週を過ぎると乳房下部や腋窩下部は下着や腕の動きにより擦れて表皮剝離を生じやすくなる。
- 鎖骨上窩リンパ節への照射では鎖骨が浮いている部位や襟が接触する頸部は衣服が当たって皮膚びらんとなりやすい。
- 頸部の対側背部の皮膚にも照射されるので、背部の皮膚反応も観察が必要である。
- 原発巣が皮膚浸潤を伴う場合は胸壁皮膚自体が臨床的標的体積（clinical taget volume：CTV）となるので皮膚線量が50～60 Gy/5～6週を超える場合がある。皮膚は発赤・色素沈着・表皮剝離し乾性皮膚炎を呈す。
- 60 Gy/6週以上の照射では皮膚にびらんを生じ湿性皮膚炎となることが多い。
- 個人差が大きく、生命予後にも寄与しないため残念ながら医師からは軽視されやすい。
- 患者にとっては実際に目に見える変化である。
- 皮膚反応を予防することは不可能だが、適切な指導により急性反応の悪化を防ぐことは可能である。
- 看護師の果たす役割は大きい。

- 照射開始前に実際の照射範囲を示し、皮膚を刺激しないように説明する。
- 具体的にレースの下着が直接皮膚に触れないようにすることやなるべくゆったりとした柔らかい衣服の着用を勧める。
- 痒み出現時にはステロイド・クリームの塗布や冷却が症状緩和に有用である。

2) 咽頭炎
- 鎖骨上窩への照射では下咽頭〜頸部食道の一部が照射されるため、これら粘膜炎の症状が出現する。
- 30〜40 Gy/3〜4週でのどの違和感や食事の通過障害（ひっかかる感じ）を訴えることが多い。
- 嚥下時の疼痛で食事がとれなくなるようなことはない。
- 熱い食事や刺激物は避けるように指導し、症状出現時には軟らかい食事を取るように指導する。

❻ 晩期反応

1) 乳房皮膚の乾燥・掻痒
- 汗腺・脂腺の機能低下で生じる。
- 保湿剤の使用を勧める。

2) 皮膚の毛細血管拡張
- 照射終了後数年後に皮膚に毛細血管拡張が出現することがある。
- 腫瘍床に対する追加照射部位や高線量照射部位に認められる。
- 疼痛などの自覚症状はなく、経過観察のみでよい。

3) 放射線肺炎
- 照射終了後3カ月〜1年で乳房直下の肺に放射線肺炎が発生することがある。
- 頻度は1〜2％である。
- 発熱や咳などの自覚症状出現時にはステロイドの投与を行う。

4) 妊娠時の患側の乳腺発育不良
- 妊娠時に患側の乳腺の発育が不良であり、乳房の腫大や乳汁分泌が不良となる。
- 健側は影響は受けない。

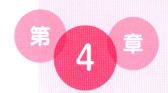

1. 胸　部

本章のポイント

- 胸部の放射線治療の代表的な疾患は肺がん。
- 胸部の解剖的な特徴としては、肺、心臓などの生命維持に必要な臓器が含まれるため、特に肺・心臓の晩期合併症の管理が重要。
- 急性有害事象では、食道炎や皮膚炎が代表的な有害事象。
- いずれも抗がん剤治療による骨髄抑制の影響により症状が悪化することが多いので、照射線量だけでなく、血液データも合わせて症状をモニタリングする。
- 局所進行がんであればほとんどの場合、化学療法と併用での放射線治療が行われ、入院治療。
- 手術が可能な早期がんでも、1回に大線量を腫瘍にピンポイントで照射して治療する方法（定位放射線治療）がある。

Q&A

Q1 胸部に照射される患者さんに、体の洗い方をどのように説明すればよいですか？

A1
- 体を洗う際は、弱酸性の洗浄剤をよく泡立てて洗う。
- このとき、決してこすらないように注意。
- 家族等がいれば説明し、サポートをお願いする。
- 独居の患者については、泡立て不要の洗浄剤を薄めて、かけ湯をする要領で背中にかけるなどの方法も。必要に応じて訪問看護師を依頼することも検討。
- 皮膚炎のケアとしても皮膚を清潔に保つことが必要。

放射線治療における皮膚炎への対応
- 胸部への放射線治療では、体の前後から放射線を照射することが多い。
- そのため、前胸部だけでなく背部にも皮膚炎が起こる可能性も。
- 看護師は背部の皮膚の状態をモニタリングするとともに、患者へ説明。

背部の皮膚炎の注意点
- 背部の皮膚炎は、患者さんから直接見にくい、ケアがしづらいなどの要因もあり、前胸部よりも悪化しやすい。
- そのため、適宜、看護師の目でも皮膚の観察やケアの不足している部分を支援。
- 独居の患者が自宅で観察する場合には、合わせ鏡で背部を観察するといった方法を伝える。

Q2　皮膚炎を悪化させないために注意すべきことは何ですか？

A2
- 皮膚炎は、照射開始後2週間程度経過した頃から症状が出現することが一般的。
- 放射線をくり返し照射することによって、皮膚へのダメージは徐々に積み上がる。
- 患者や患者家族にはそのことをよく理解してもらい、皮膚のケアを治療開始から行ってもらうよう説明。

背部以外に観察で注意を要する患部
- 照射範囲が鎖骨上リンパ節を含む場合は注意。
- 鎖骨付近は体幹部と比較し、骨の突起により皮膚炎が強く出る場合が多い。
- 衣服のこすれが起きやすいところでもあるので、皮膚炎の程度を注意深く観察する。
- 軟膏を使用している場合には、まず軟膏を皮膚に乗せるように塗布し、てのひらを使って押し伸ばす。

Q3　治療前に準備しておくことは何ですか？

A3
- 咳嗽の頻度が多いと照射にも影響があるので、その場合は症状をあらかじめコントロールしておく。
- 肺がんの患者は、疾患に伴う症状として咳嗽が出現している場合も。
- 「咳嗽の出現頻度」「どのようにとき咳がひどくなるのか」といった情報を収

- 集。
- 禁煙指導の実施や状況により、鎮咳剤の使用を医師と相談。

Q4 食道炎への対応として食事指導で必要なことは何ですか？

A4
- 胸部への放射線治療は照射範囲に食道が含まれていることが多く、食事が通るときの刺激を避ける。
- 具体的には、よく噛んで飲み込む、一度に沢山の量を飲み込まないといった「食べ方の工夫」、軟らかいものを食べる「食材面の工夫」を説明。
- 極端に熱いものや冷たいもの、刺激物は避ける。
- 症状が強く、経口摂取量が低下すると栄養状態が悪化するため、体重や血液データから、栄養状態を注意深くモニタリングする。
- 必要に応じて、栄養補助剤の栄養や中心静脈栄養に切り替えるなどの栄養確保のルート変更について、早めに主治医と相談。

Q5 食道炎による痛みが強く、患者さんが食事をとることができません。どのように対処すればよいでしょうか？

A5
- 痛みが強い場合は、食前に粘膜保護剤を使用してもよい。痛みの状況により、鎮痛剤を混入して服用することも。
- その他の鎮痛剤としては、一般的にはアセトアミノフェンやNSAIDsが処方されることが多い。それでも痛みが強いときは医療用麻薬を使用。
- 痛みの原因がカンジダによる場合があるので、経過により検査を検討する。

Q6 治療後に放射線肺炎についてのセルフケアを指導しようと思います。どのように説明したらよいですか？

A6
- 放射線肺臓炎は治療後6カ月以内に起こりやすく、特に治療後1〜3か月に発症することが多い。
- 症状としては、空咳、発熱、息切れなどが挙げられる。放射線肺炎に特有な症状はない。
- 「発症している時期や咳がしつこく続く、38度以上の発熱がある」など、症状が出現した場合は、速やかに受診してもらう。
- やむを得ず、放射線治療を受けた施設と異なるところを受診した場合には、「胸部への放射線治療歴があること」を伝えるように説明。
- 治療後も引き続き禁煙してもらう。

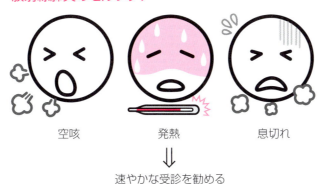

放射線肺炎のセルフケア

空咳　発熱　息切れ
⇩
速やかな受診を勧める

Q7 ほかにも、治療が終了した患者さんに説明することはありますか？

A7
- 治療後1週間くらいは食道炎や皮膚炎の症状が悪化する可能性があるため、治療中と同じケアを継続してもらうよう説明。
- その後、1カ月程度で食道炎や皮膚炎の症状は治まってくることも併せて補足。
- 放射線治療終了後に抗がん剤が投与されると、食道炎や皮膚炎が再度発症することがある（リコール現象）。
- 発症した場合は、治療中と同じように食道炎や皮膚炎の対応をすると説明。

Q8 抗がん剤投与当日の放射線治療を受けるにあたって、考慮すべきことがありますか？

A8
- 調整可能であれば、抗がん剤投与後にスムーズに放射線治療を受けることができるように病棟と外来に連絡し、調整しておく。
- 肺がんで投与される抗がん剤のレジュメでは、放射線治療の効果を増幅させる目的の場合も。

骨髄抑制が出現した場合
- 抗がん剤治療併用での放射線治療の場合、骨髄抑制が出現し、場合によっては治療を一時休止せざるを得ないことも。
- 抗がん剤による骨髄抑制が起こる時期には、血液データを確認するほか、発熱など感染の兆候が現れていないかを注意深く観察。

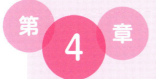

2. 食道

Q&A

本章のポイント

- 食道がんの患者は食事摂取困難からすでに栄養低下を起こしていることが多く、治療中は体力の維持や栄養管理に力を入れなければならない。
- 放射線治療中には食道の痛みも出現し、緩和できなければ不眠や倦怠感、不安の増強にもつながり、さらに苦痛が増す。
- 様々な苦痛症状の緩和に努め、最後まで治療が継続できるように支援を。
- 腫瘍の深達度によっては、抗がん剤の同時併用（化学放射線療法）が予定される患者も。
- 単独療法に比べ、抗がん剤の副作用も加わるため身体侵襲が大きくなり、全身的な管理が重要。

Q&A

Q1 放射線治療の前から、体重減少がみられます。照射が始まるまでにしておくことはありますか？

A1
- 治療によりさらに食事量が減少する可能性もあるため、現在の体調を維持できるように説明。
- つかえ感がある場合には、水分の多い食事や数回に分けて摂取するなど工夫を。
- むせなどの症状がある場合には、誤嚥をしないように姿勢なども伝える。
- 早めに栄養士に介入してもらい、治療前の体調を整えておくことも考える。食道の刺激になるため早めに禁煙や禁酒を勧める。

Q2 抗がん剤併用で放射線治療を受ける患者さんに対して、治療前に準備しておくことはありますか？

A2
- 治療前には、特に経口摂取状況や栄養状態や体調をアセスメントする。
- 治療中に経口摂取が困難となる患者も多く、栄養状態により中心静脈栄養や胃瘻を事前に挿入しておく場合も。
- 胃瘻処置そのものには身体侵襲が伴うが、治療が進み経口摂取ができなくなった場合の栄養ルートを準備しておくことで、患者さんの心理的負担は軽減。

Q3 食道炎に対する食事指導のポイントを教えてください。

A3
- つかえ感がある場合には、食事形態に工夫を。
- 水分を含み、固形物も数ミリ大の刻み食が摂取しやすい。
- 食物の通過をよくするためにアルロイドGを食前使用することも。

食道粘膜に優しい食べ方
- 食道粘膜に最も優しい食べ方、つまり「よく噛むこと」をくり返し伝える。とても単純なものの、最重要な食事指導。
- 粘膜の水分が減少している食道は、食べ方によっては粘膜に傷が入り、痛みを生じる。
- 「回数を増やし少しずつ摂取してもらう」こともポイント。
- 治療期間を通して極端に熱いもの、生もの、刺激物は避ける。

流動食等で代替
- 飲み込みに時間を要する場合には、通りをよくするために流動やミキサー食へ変更も。
- 全体的に食事量が減少することが予測されるため、食べやすいプリンやゼリーの準備を。

Q4 放射線治療の中盤、患者さんが「食べるのが辛くなってきた、食べないといけないと思うとさらに辛い」と訴えます。どのように対応したらよいでしょうか？

A4
- 医師と相談のうえ、しばらくは別のルート（中心静脈栄養や、PEG、経管栄養）での栄養確保方法の提案を。
- 「頑張れなかったこと」に罪悪感を抱く患者もいるため、消化管の機能を保つために経口摂取できそうなときには別ルートを試みてもよいことも伝える。
- 患者が今まで様々な工夫をしながら、頑張って経口摂取をしていたことをねぎらい、「食べることが苦痛となっている」状況は避ける。

Q5 皮膚炎に対するケアを教えてください。

A5
- 皮膚の洗浄は弱酸性洗剤の泡で優しく洗い、指示された軟膏類を塗布するときはこすらず優しく。
- 治療の後半、浸出液が出てきた場合には、非固着性のガーゼを使用して保護。
- 治療が終了すれば1〜2カ月かけて改善してくるため、根気よくセルフケアをサポート。
- 治療開始2週間くらいから発赤が出現し、治療中盤以降に紅斑となる。
- 後半にはびらんが出現することも。肋骨や鎖骨付近まで照射されることもあり、骨が突出している部位は衣服の摩擦で悪化が予測されるので注意。

Q6 中心静脈栄養が入っている患者さんに対する注意点を教えてください。

A6
- 中心静脈栄養チューブの固定方法に注意。
- 安全に固定することは大前提で、皮膚炎の部位を避けてテープを固定。
- ビームの反対側にも同様に注意しながらテープを貼る。

Q7 抗がん剤の併用治療の患者さんに、発熱があります。どのようなことが考えられ、どう行動しますか？

A7
- 治療時期にもよるが、抗がん剤の骨髄抑制の時期であれば感染が疑われる。
- 直近の血液データを確認し、その日の照射について医師の指示を確認。
- がんの進行状態によっては食道気管支瘻の悪化や誤嚥性肺炎の可能性も。

Q8 併用療法の患者さんが医師から、放射線治療をしばらく中止するように指示されました。患者さんがかなり不安に思っています。その間、どのように支援したらよいでしょうか？

A8
- 患者が照射や抗がん剤が中止された原因を理解しているかを確認。
- 治療を中断することで不安になる気持ちを受け止めたうえで、今できること、たとえば感染予防や治療再開に向けた体力の温存について支援。
- 治療再開に向けて前向きな気持ちが維持できるように心理的支援も。

治療期間変更の留意点
- 治療期間が1週間以上延長すると、治療効果に影響が出る可能性も。
- 放射線治療は直接骨髄抑制に関係することは少ないため、中止しない場合や、早めに再開することも。

Q9 食道炎が強くなり、NSAIDsのみでは痛みがとれなくなっています。ほかに方法はありますか？

A9
- 辛い症状を積極的に緩和していくことが重要な支援。
- 患者に「我慢しないこと」を伝え、麻薬を検討することも。
- 有害事象における麻薬の使用には患者だけでなく看護師も抵抗感を抱くことがあるが、「我慢させないこと」が最優先。
- 痛みの持続で患者の不眠や不安が持続し、治療を受けることさえも辛くなってしまう。

解説　胸部腫瘍および食道がん

はじめに

- 肺がんは、肺の気管・気管支・肺胞などの細胞がなんらかの原因でがん化した疾患であり喫煙との関係が非常に深いがんであるが、たばこを吸わない人でも発症する。
- 食道がんは、食道の内面を覆っている粘膜の表面にある上皮から発生し、日本では約半数が胸の中の食道中央付近から、次いで1/4が食道の下部に発生する。
- 肺がん・食道がんは検査の進歩により早期がんの発見が増加しており、治療方法の選択肢も多様化している。

❶ 胸部の解剖と検査

1) 胸部の解剖

- 右肺は上葉・中葉・下葉の3つに、左肺は上葉と下葉の2つに分かれている。
  ①空気は口や鼻から咽頭・喉頭を経て気管を通り、気管支で左右の管に分かれ左右の肺に入る。
- 右肺と左肺の間に縦隔と呼ばれる空間があり、そこには心臓や大血管、気管、食道などがある。
- 食道は、咽頭と胃の間をつなぐ長さ25 cm、太さ2〜3 cm、厚さ4 mmほどの管状の臓器である。
  ①食道の大部分は胸の中にあるが、約5 cmは頸部、約2 cmは横隔膜下の腹部にある。
  ②食道は、粘膜・粘膜下層・固有筋層・外膜の4つの層に分かれている。

2) 胸部腫瘍の検査

- 胸部X線検査やCT検査で肺がんが疑われると、喀痰細胞診・気管支内視鏡検査・経皮的肺生検・胸水細胞診で診断を確定する。
- 食道がんの診断には食道造影検査と内視鏡検査、内視鏡超音波検査が用いられる。
  ①食道がんが疑われる場合に実施される内視鏡精密検査では、ヨウ素液（ルゴール）を用いる色素内視鏡検査を行い、正常な粘膜上皮細胞がヨウ素液に染まるのに対し、異常部分は染まらないことより病巣の範囲を正確に診断する。
  ②狭帯域光観察（narrow band imaging：NBI）は、血液中のヘモグロビンに吸収されやすい狭帯域化された2つの波長の光を照射し、粘膜表面の毛細血管や粘膜微細病変を強調表示することにより、早期食道がんの診断や食道がんの浸潤範囲の把握が容易となっている。

- 病期の決定には、FDG-PET検査や腹部のCT・超音波（エコー）検査、骨シンチグラフィ、脳のMRI検査などを行う。

3）病理組織
- 肺がんは約15〜20％を占める小細胞肺がん（small cell lung carcinoma：SCLC）と、小細胞がんではない肺がんの総称である非小細胞肺がん（non-small cell lung carcinoma：NSCLC）に大別され、治療方法も異なる。
  ①非小細胞肺がんは、腺がん・扁平上皮がん・大細胞がんなど、多くの異なる組織型があり、発生しやすい部位、進行形式も異なり使用する抗がん剤も異なることがある。扁平上皮がん以外では血管新生阻害薬であるベバシズマブを併用することがある。
  ②EGFR（上皮成長因子受容体）の遺伝子変異がある場合は、EGFR阻害薬であるゲフィチニブ・エルロチニブ・アファチニブも選択肢になり、ALK（アルク）融合遺伝子を認めた場合には、ALK阻害薬であるクリゾチニブ・アレクチニブもが選択肢となる。
- 食道がんは日本では90％以上が扁平上皮がんである。
  ①欧米では胃がんと同じ腺上皮から発生する腺がんが増加しており（半数以上とされる）、食道下部に多い。

❷ 肺がんの治療選択

1）NSCLCの治療選択（表1）
- Ⅰ〜ⅢA期では、可能と判断されれば手術が選択され、ⅠB〜ⅢA期では術後化学療法も検討される。
- Ⅰ期で手術が適切でない場合や選択しない場合は、体幹部定位放射線治療が検討される。
- ⅢA期は手術・放射線治療・化学療法の組み合わせによる治療が、ⅢB期は放射線治療・化学療法の併用または放射線治療が検討される。
- 縦隔リンパ節転移のある場合や完全切除が困難と考えられる場合は、化学放射線療法が第一選択となる。
- 効果の面からは同時併用する化学放射線療法が勧められるが、全身状態や腫瘍の広がりを考慮し、化学療法を先行しその後に続けて放射線治療を追加する治療や放射線治療のみの選択もある。
- Ⅳ期は、薬物療法や緩和療法が検討される。

2）SCLCの治療選択（表1）
- SCLCは放射線感受性が非常に高く、胸部放射線療法により生存が改善する。
- 限局型ではエトポシドおよびシスプラチンと胸部放射線治療とを併用する集学的

表1 肺がんの治療選択

	治療選択
NSCLC	
Stage Ⅰ〜Ⅱ	手術：ⅠB〜Ⅱ期では術後化学療法検討
	放射線治療
	Ⅰ期に対しては体幹部定位放射線治療
Stage ⅢA	手術：術後化学療法検討
	化学放射線療法
	放射線治療
	薬物療法
Stage ⅢB	化学放射線療法
	放射線治療
	薬物療法
	緩和ケア
Stage Ⅳ	薬物療法
	緩和ケア
SCLC	
限局型	化学放射線療法
	放射線治療
	薬物療法
	Ⅰ期に対して手術：術後化学療法
進展型	薬物療法
	緩和ケア

治療が標準治療として行われる。
- 予防的頭蓋照射（prophylactic cranial irradiation：PCI）によって中枢神経系再発が減少し、化学放射線療法に反応したパフォーマンスステータスが良好な限局型で生存が改善される。
- 非限局型では化学療法が主体であるが、症状改善・予防を目的とした放射線治療も検討される。

❸ 食道がんの治療選択（表2）

- 表在がんでは、内視鏡的粘膜切除術が標準治療である。
  ①病巣の範囲が広く内視鏡切除後に食道狭窄の可能性が高い場合は、放射線治療を選択する。
  ②内視鏡切除後に粘膜下層（SM）より深い深達度が確認された場合、リンパ節再発を予防するため、追加治療として化学放射線療法や手術を行う。
- Ⅰ〜Ⅲ、ⅣA期は手術・放射線治療・化学療法の組み合わせによる治療が検討される。
  ①がんが粘膜下層までに留まりリンパ節転移がない場合、化学放射線療法で臓器を温存しつつ手術と同等の治癒率が期待できる。
  ②手術療法時も多くの場合、再発・転移の防止のため手術前後に化学療法または

表2 食道がんの治療選択

	治療選択
Stage 0	内視鏡治療
Stage Ⅰ〜Ⅲ（〜T3）	手術：術前・術後療法（化学療法・放射線治療） 化学放射線療法
Stage Ⅲ（T4） Stage ⅣA	手術：術前・術後療法（化学療法・放射線治療） 化学放射線療法 放射線治療 薬物療法 緩和ケア
Stage ⅣB	薬物療法 放射線治療 緩和ケア

化学放射線療法を行う。
・ⅣB期は、薬物療法や緩和療法が検討される。

❹ 胸部放射線治療の特徴

1）肺がんの放射線治療（図1）

・肉眼的腫瘍体積（GTV）に加え、中枢（肺門）型やⅢ期症例では同側肺門、気管分岐部リンパ節、および原則として上縦隔リンパ節を臨床的標的体積（CTV）に含める。
・肺がんでは症例ごとに呼吸性の体内臓器移動などによる体内マージン（IM）を確認し、体内標的体積（ITV）を設定し、さらに0.5 cm程度のセットアップマージン（SM）をつけ計画標的体積（PTV）とする。
・6〜10 MV X線を用いて、NSCLCでは60 Gy/30回/6週の照射が標準的である。
・限局型SCLCでは、体調がよく耐えられると判断される場合では全照射期間を短

図1 肺がんの病巣と照射野

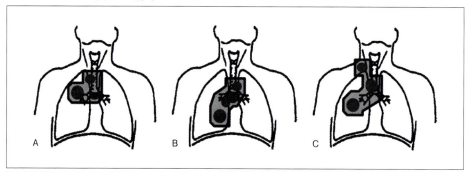

A：右上葉の原発巣および縦隔リンパ節転移のある症例。B：右下葉の原発巣および両側縦隔リンパ節転移のある症例。C：右上葉の原発巣および縦隔および右鎖骨上リンパ節転移のある症例。

図2　Ⅰ期非小細胞肺がんに対する体幹部定位放射線治療

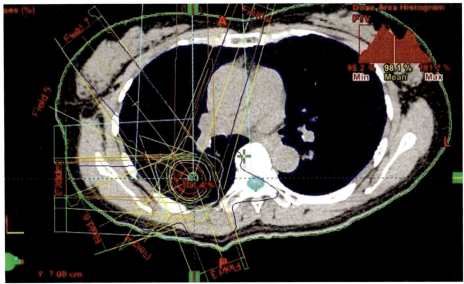

縮する加速過分割照射法45 Gy/30回/3週が標準治療として行われる。加速過分割照射が不可能な場合は通常分割照射法50〜60 Gy/25〜30回/5〜6週が実施される。
・過分割照射では脊髄の亜致死障害からの回復のため、少なくとも6時間以上は照射間隔をあける必要がある。

2）NSCLC末梢型Ⅰ期症例に対する体幹部定位放射線治療（図2）
・末梢型Ⅰ期症例では原発巣のみの照射を行う。
・4〜6 MV X線を用い、病巣の呼吸性移動への対処法として腹式呼吸の抑制・呼吸同期・能動的呼吸停止システム・あるいは動態追跡等の照射技術が用いられている。
・45〜60 Gy/3〜10回で治療されることが多い。

3）予防的全脳照射（PCI）
・初期治療でCRが得られた限局型SCLCでは、25 Gy/10回のPCIが標準治療として推奨されている。

4）食道がんの放射線治療（図3）
・腫瘍の上下縁の決定はCT・X線透視で決定する。
・表在がんでCTやX線透視で病変を描出できない場合には、内視鏡的に病変の近位・遠位端に金属クリッピングを行う。クリップはしばらくすると脱落することも多くため、クリップ装着後すぐ治療計画を行うかX線写真（治療体位で）を撮

図3 胸部食道がんの病巣と照射野
　　　（原発巣およびリンパ節転移、所属リンパ節領域を含む照射野）

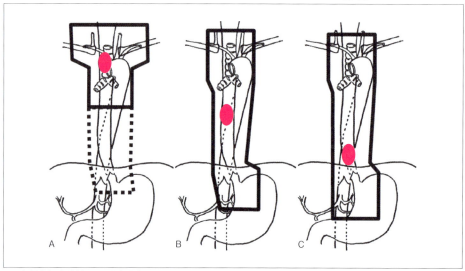

A：胸部上部食道例。B：胸部中部食道例。C：胸部下部食道例。

っておく。
- 予防的リンパ節領域照射は、転移リスクに応じて適宜設定されることが多い。T1b以上ではリンパ節転移が増加するため、原発巣の部位や全身状態に応じて適宜予防域が設定される
- 胸部下部・腹部食道などは呼吸性移動が大きいため、4次元CTを用いた治療計画や、治療計画後のX線シミュレータによる確認など、工夫している。
- 6〜10 MVのX線を用い、化学放射線療法では50.4〜60 Gy/28〜30回/6週の照射を行うことが多い。

❺ 胸部放射線治療の有害反応と対応

1）急性期有害事象
急性反応は特に化学療法の同時併用では増強されるため、十分な説明と症状に応じた対応でなるべく治療の中断・休止を避ける。

①放射線皮膚炎
- 三次元治療計画により皮膚マーキング部位と皮膚線量の高くなる部位が一致しないことに注意する。

②放射線食道炎
- 特にSCLCで加速過分割照射に化学療法を併用した場合には、食道炎が特に増強されることに注意が必要である。
- 深在性真菌症の可能性も常に考慮しておく。

③骨髄抑制
④放射線肺臓炎
・放射線肺臓炎は照射終了直後～数カ月で照射野に一致してみられ、咳などの症状のないことも多い。
・ときに照射野外に広がる肺臓炎の発症をみることがあり重症化・遷延することがある。特に化学療法との併用例では、重症化するリスクが高いといわれている。
・Grade 2以上の放射線肺臓炎発症のリスクを低下させるために、治療計画時に20 Gy以上照射される正常肺の体積（V20）や平均肺線量を低くする工夫をする。
・感染症やがん性リンパ管炎との鑑別が必要である。

2）遅発性有害事象
①放射線脊髄症
・脊髄の耐容線量を考慮し40～44 Gy程度で脊髄を照射野からはずすよう治療計画が変更される。化学療法同時併用時は放射線単独治療時の50 Gyより低くなるよう治療計画時に工夫している。

②外膜炎・心不全
・心臓は40 Gy以上照射されると組織学的な変化を認めるようになるが、部分的照射であれば60 Gy以上の照射でも臨床的に問題となることはまれである。
・心毒性のある化学療法が併用された場合には、より注意を要する。

③中枢神経有害事象
・PCIによる神経心理学的異常の有意な増加は明らかではない。
・PCIの開始前よりSCLCでは約半数の症例に神経心理学的異常が認められている。神経心理学的検査を含めた長期経過観察によるPCI後の有害事象評価は、いまだ十分とはいえない。

④食道狭窄・食道穿孔
・治療後に再発でなくとも狭窄によるつまり感が起こりうることを説明しておく必要がある。よく噛んでゆっくり食べることで対応可能であることが多く、水気の少ないものや食物繊維の多い野菜、肉など噛み砕きにくいものは、水分を足しながらよく噛むことを指導する必要がある。
・症状が持続する場合は、ブジーによる狭窄部位拡張やステント使用が検討される。
・食道穿孔はT4症例を中心に数％に発生するとされる。

⑤甲状腺機能低下
・甲状腺が照射野に含まれている場合には、甲状腺機能低下を発症する場合があり、経過観察の際に注意する。

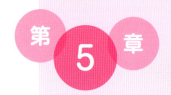

第5章 上腹部

Q&A

本章のポイント

- 放射線治療を行う代表的な疾患は、胃の悪性リンパ腫・膵がんの緩和照射。
- 照射領域に上腹部が含まれる場合は、上部消化管に近いところにある肝臓・胆嚢がん、胃のリンパ節転移のある腹部食道がんあるいは食道がん、傍大動脈リンパ節転移がある子宮がん、胸・腰椎の骨転移等。
- 対象疾患はあまり多くないが、照射領域に上腹部が含まれるケースはよくあるため、照射範囲を正確に理解しておく。
- 上腹部は上部消化管が照射野に含まれるため、急性有害事象として、上部消化管症状（食欲不振、嘔気・嘔吐）の出現リスクが高い。
- 患者にとっては苦痛が強いだけでなく、食事摂取に直接的に影響する症状。
- そのため、適切に症状をコントロールし、栄養管理も合わせて行うことが重要。

Q&A

Q1 上腹部に照射される患者さんに、治療前に必要な指導は何ですか？

A1
- 胃を照射範囲に含むときには、絶食の指示がある場合も。
- そのため、治療中の食事時間や食べ物など、患者の生活パターンに応じたアレンジを一緒に考えることが大切。

Q2 上腹部が照射範囲に含まれる患者さんに対して、初診時に実施・確認しておく必要があることは何ですか？

A2

栄養状況
- 栄養状態を確認する。
- 現時点での体重の確認と体重変化の有無、患者自身が衰弱している自覚等も確

認する。
- 患者自身が衰弱している自覚とは、たとえば生活の中で、趣味を楽しむことが億劫か、自分の体力が落ちた感じがあるかなどの訴えがあるか等。
- 食事摂取の状態として、摂取量や摂取している内容などを確認し、おおよその摂取カロリーを確認。
- 味覚や嗅覚の変化がないかも確認。
- 血液データで確認する場合は、アルブミン、プレアルブミン、鉄、電解質バランスの項目を確認。

栄養確保に影響を及ぼすような症状
- 栄養確保に影響を及ぼすような症状の有無を確認。
- 痛み（症状ではない。上腹部不快感や下痢）、倦怠感、抑うつ状態が代表的な症状。
- 治療前から栄養状態を改善する必要がある場合は栄養指導を受けてもらったり、通常の食事に補助食品を加えるなどの対策を検討。

通院の場合
- 通院治療の場合は、病院までの所要時間や利用交通機関は、家族のサポートが得られるか、仕事との両立の有無などを確認。

初診時に確認すること

  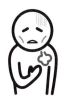

栄養状況　　　　　体重　　　　　衰弱している　　　血液データ
　　　　　　　　　　　　　　　　自覚症状

Q3 治療中の患者さんが「気分が悪くて食べることができない」と訴えています。どのような対処が必要でしょうか？

A3

- まず、症状のアセスメントを行う。
- 「症状は持続的かどうか」「いつ出現してきて、いつが一番ひどいのか」「症状が治まってくるのか」など、症状経過を確認。
- 放射線治療に伴う悪心は、一日中持続するというよりは、症状の波があることが多い。
- たとえば、「朝に照射した場合は昼すぎから症状が強くなり、晩には楽になって食事もできる」等ある程度のパターンが確認できたら、マネジメントの方略を提供する際の助けになる。
- また「どのようなときにひどくなるのか」、逆に「どのようなときに症状が楽になるのか」も確認。
- 嘔気がひどい場合は、制吐剤の使用も検討。

食事における注意点

- 胃に優しい、消化のよいものを選ぶ。
- 冷たいものや炭酸飲料、のど越しのよいもの、軟らかいものの準備を。
- 甘いものや脂肪分の多いもの、塩味が強いものや香辛料の強いものは避けたほうがよいが、味覚の変化に応じて選ぶ。
- においの強いものは避け、少しずつ・回数を分けて食べる。
- 酸味のある食物（酢の物など）もよい。
- 薄味に調理するように説明。複雑な調味料やソースは避けたほうがよい。
- 食事のにおいで症状がひどくなる場合は、家族と食事の時間をズラすなど工夫。

食事以外の注意点

- 気になるようなら香水・芳香剤は避ける。また、症状を惹起するようなにおいがある場合は、部屋の環境を調整。
- 胸部や腹部を締めつけるような衣服は避ける。

Q4 そのほかに、吐き気への対策や治療中に注意しておくことはありますか？

A4

リラックスさせる
- リラックス状態にある場合には、吐き気を感じることが少なくなるとされる。
- 呼吸法などのリラクゼーションを取り入れたり、可能であれば軽い運動などをするとリラックスできる。音楽を聴いたり、患者の趣味を楽しむことを勧めてもよい。

患者の観察
- 患者には、食事がとれない場合でも水分摂取に努めるよう説明。
- 適宜体重を測定してもらい、顕著な体重減少がないか等を確認。
- そのほか、普段の観察として「のどの渇き」「浮遊感」「動悸や発熱などの脱水が疑われる症状がないか」を確認。

Q5 治療中の患者さんが、「便がゆるくなってきた」と訴えています。お腹の症状は起こることはありますか？

A5

- 照射部位に腸が含まれる場合、排便パターンが変わる可能性がある。
- 便が軟化したり、下痢になっている場合は、食事の内容を消化のよいものに変更する、脂肪分の多い食材は避ける等、食事指導を。
- 水分摂取を十分に行うことも伝える。

排便パターンの観察
- 症状に応じて整腸剤や止痢剤を使用するため、患者の排便パターンを観察。
- 下痢の症状評価の際は、患者の元々の排便回数がベースとなるので、日ごろの排便パターンを把握しておくことが重要。
- 下痢が頻回の場合、肛門周囲の皮膚が損傷を受けやすくなる。排便後は、トイレットペーパーで強く擦らない、温水洗浄便座を使用する場合は水圧を弱めること等も説明。

Q6 患者さんが体のだるさを訴えます。どのように対処すればよいでしょうか？

A6
- 睡眠を7～8時間とってもらう。放射線治療は連日行うので、治療回数を重ねることで疲労する可能性も。治療後に休息時間を確保してもらうように説明。
- 疲労の原因は様々あるが、貧血や栄養障害を念頭に置く。
- 上腹部の照射では消化管の症状で食事をとりづらく、栄養状態が低下するため、疲労が起きやすい。放射線治療によって引き起こされた損傷を修復する過程での反応と考えられている。

解説　肝胆膵がん・リンパ腫ほか

はじめに

- 上腹部の疾患は手術適応となることが多く、初回治療に放射線が用いられることはあまりない。
- 胸腰椎への骨転移に対する放射線治療が比較的頻繁に行われる。30 Gy/2週間の照射が多く、上腹部症状が出現することは少ない。
- 治療期間前後の食事に関してはバランスのとれた刺激の少ないものをとるようにする。
- 栄養状態の低下があれば、高タンパク・高カロリー食を勧める。
- 糖尿病・高脂血症・高血圧や肥満などを抱えた患者は今まで通りの食事で体重を保ち、ウオーキングなどの有酸素運動をするように心掛けたほうがよい。

❶ 上腹部の局所解剖と機能

- 胃・十二指腸・空腸・横行結腸などの消化管と、肝・胆嚢・膵・腎・脾などの実質臓器がある（図1）。
- 胆管・膵管・副腎もあり、腹大動脈・下大静脈・門脈や多数の血管がある。
- 胸腔との間は横隔膜で分離されているが、横隔膜は呼吸に伴い絶えず上下に移動している。
- 噴門部と幽門部は固定されているが、胃は体動や蠕動運動で絶えず位置が異なる。
- 消化管は消化吸収、肝臓は肝機能、腎臓は腎機能をつかさどり、それぞれが体にとって重要部分であるので、被曝線量および照射体積に対する注意が必要である。

❷ 上腹部のがんの特徴

- 胃がん、肝がん、膵がんなど日本人に多いがんの発生部位であるが、手術適応がある場合は照射が行われることは少ない。
- 膵がんは手術が困難なことが多く、放射線治療（化学放射線療法）がよく行われるが、予後は不良である。
- まれな疾患であるが、胃原発の悪性リンパ腫では放射線治療が行われる。
- これ以外に上腹部が照射範囲に含まれる疾患としては食道がん、肝がん、胆管・胆嚢がんがある。
- 胸腰椎や下部肋骨の骨転移の治療時にも上腹部が照射範囲に含まれる。

図1 上腹部の解剖

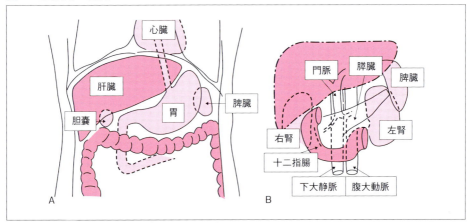

A：前面（小腸を除く）、B：前面（肝臓・胃を除く）

❸ 上腹部に対する基本的放射線治療

- 肝がんは多くの治療法があるが、肝門部など部位によっては放射線治療を行う。
- 肝臓を始め横隔膜直下にある上腹部の臓器では呼吸性移動があるため、照射範囲を拡大したり呼吸同期照射などを行う。
- 胆管・胆嚢がんは手術適応のあるⅠ期を除き予後不良ながんで、手術適応がない場合には化学放射線療法が行われる。
- 膵がんは予後不良ながんで、手術適応がない場合には化学放射線療法が行われる。
- 膵臓は後腹膜腔にあり後腹膜で固定されているが、呼吸性移動が認められる。
- 骨転移は緩和治療となるため、対向2門照射が行われるのが一般的である。

❹ 急性反応

1）嘔気・嘔吐

- 治療当初にみられる放射線宿酔といわれる嘔気・倦怠感や発熱と、照射線量増加に伴い起こる放射線胃腸炎などの炎症に起因するものに分けられる。
- 抗がん剤との併用が多いため、抗がん剤による副作用が放射線により増強されることがある。
- 抗がん剤治療時には制吐剤が用いられるため、嘔吐の頻度や症状の程度も軽くなっている。
- 放射線宿酔は緊張や不安などの精神的な影響が大きく、精神的なケアやサポートで軽減することが多い。

2) 胃腸炎による上腹部痛・不快感

- 照射開始時より炎症所見がみられることはなく、2週間後より発症することが多い。これは正常組織の再増殖に伴い症状や徴候が発現するためである。
- 放射線治療終了直後からの1週間に症状が最も強くなることも多く、2週目以降から症状の改善がみられる。
- 治療には粘膜保護剤やH2ブロッカーなどの胃酸を抑える薬剤を投与する。
- 照射開始当初より食事に気をつけ、消化のよいものをとり、刺激の強い香辛料などを控え、アルコール飲料や炭酸飲料を止める。
- 症状の進展に伴い食欲不振が出現してくる。

3) 食欲不振、摂取障害

- 抗がん剤併用の場合は食欲低下がよくみられる。
- 胆がんであることや治療経過や将来に対する不安で食欲がさらに低下する場合もあるので、精神的なサポートも重要である。
- 入院中の患者であれば病棟看護師と連絡を取り、状態把握に努め体重や飲食摂取量を把握しておく。
- 通院治療の場合でも同様のことに気をつける。
- 放射線治療に伴うものであれば、照射後数週間で回復することが多いので、重篤でなければ食べたいものを食べるといった程度でもよい。
- 水分補給だけは欠かさないように指導する。

4) 栄養障害

- 栄養障害が強くなるときは全身状態の低下もきたすので早期の介入が必要となる。
- 放射線治療の中断は治療効果の低下につながるので、治療休止はできるだけ避けることが望まれる。
- 流動食や食事指導から始めるが、経鼻腔チューブによる経腸栄養が必要となることもある。
- 嘔吐や上腹部痛など消化管症状が強ければ静脈栄養となるが、このように栄養状態が低下した場合は入院による全身管理が必要となる。
- 一時的な摂食障害である場合が多く、照射部位に胃瘻設置部が含まれることになるので胃瘻造設による経腸栄養の適応はない。

❺ 晩期反応

- 対象者の5％に症状を起こす線量を耐容線量という。
- 全肝で35 Gy・全腎で23 Gy、胃・小腸・大腸で45 Gy（100 cm3）、脊髄で50 Gy（5 cm）。

- 肝・腎では機能障害をきたすが、これには照射される体積が問題となる。
- 肝がんの場合はB・C型肝炎からのものが多く、これらは慢性肝炎・肝硬変を伴っているので肝予備能が小さい。
- シスプラチンなど腎毒性のある抗がん剤との併用が多いので照射部位に腎臓が含まれるときは注意が必要である。
- 消化管は潰瘍形成を起こし発症する。発症以前にびらんや浅い潰瘍が起こるが、口腔など可視範囲と異なり、症状が発現してから気づくことが多い。
- 照射後6カ月以降に発現するが、3年を超えてから新たに出現することはまれである。
- 照射計画の段階で晩期反応を予測して、耐容線量を超えないように治療計画を立案する必要がある。

コラム　人の手を借りることへの抵抗感について

　家族や知人がいても、「自分のために付き添ってほしい」「助けが必要」といえるとは限りません。それまで自立していた患者さんは、人の手を借りることに「自分でできることがなくなってしまう」「迷惑をかけてしまう」という抵抗感をもっており、1人で頑張らなければならないと思っていることがあります。家族の関係性やデリケートな心理面の問題があるのです。

　医療者たちがよかれと思って、「家族がいるなら付き添いをしてもらいましょう」という一方的なやり方だけでは、患者さんの真意をくみ取ることはできません。患者さんが抵抗感を持つときこそ、患者さんが持つ「こだわり」を知るチャンスなのです。なぜ1人で通院したいのかを聞き、患者さんとともに解決策を考えていくとよいでしょう。

　何よりも転倒や骨折のリスクは回避したいところです。安全な通院手段が確保できなければ、入院治療も選択肢の1つになります。

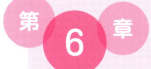

骨盤部および前立腺

本章のポイント

- 骨盤部には、排泄機能や性機能にかかわる臓器が存在。
- 前立腺がんや子宮がんが対象となることが多いが、骨盤部内のリンパ節や直腸などに治療が行われることも。
- 骨盤部の放射線治療の特徴は「排尿・排便など基本的生理機能が損なわれる可能性がある」「年齢や価値観によっては性機能面のQOLに大きな影響を及ぼす」こと。
- 骨盤部の照射は肌の露出が避けられないため、プライバシーや羞恥心へ配慮することが重要。
- 前立腺がんの根治を目的とする場合、手術や放射線治療（高度変調放射線治療、小線源治療、粒子線治療など）が提示される。
- 多くの患者は、通院治療が可能か、治療による尿漏れや性機能への影響はどの程度かなどを専門医から説明を聞き、自分の生活や価値観に照らし合わせて治療を決定。
- 前立腺がんの放射線治療は、他の部位の照射に比べ長期間をかけて行うことが多く、有害事象のケアのみならず治療意欲の維持や体力の保持に対して配慮することも重要。

Q&A

Q1 患者さんから「医師からIMRTや小線源治療、粒子線治療のいずれかを勧められて、決めかねている」と相談された場合、意思決定支援のポイントを教えてください。

A1

- 各治療の治療効果や有害事象、治療期間、治療施設、費用などについては医師が患者に説明する。
- どのように患者が理解しているか確認し、そのうえで患者の価値観や生活にあった治療選択のための情報を提供する。
- 各治療の治療期間や、入院、通院距離、費用等に関する情報は、患者にとって重要な情報。また、小線源治療や粒子線治療は施設も限られるため、その施設

の場所も意思決定の重要要素。
- 具体的小線源治療は1週間程度の入院が必要だが、粒子線治療やIMRTは通院治療が可能。通院可能かなど具体的に相談することも。
- 粒子線治療は先進医療のため、治療部分の費用は自費（300万円前後）。患者が総合的に意思決定できるよう、ゆっくりと価値観と照らし合わせ考えていけるようにサポートを。

Q2 前立腺の有害事象ケアのアセスメント事項を教えてください。

A2
- 腫瘍に確実に照射し、膀胱や直腸への照射を最小限にするために下記アセスメントを行う

①
- 排尿回数や排尿障害の有無は、前処置が可能かどうかを確認するうえで重要な情報。
- 前立腺の治療では、膀胱内に尿を溜めた状態で照射。頻尿がある場合にはこの前処置ができない場合があるので、排尿状態に関する情報は医師へ提供。

②
- 排便習慣を確認する。便秘がある場合には、下剤による排便コントロールを行うことも有効。

前立腺の有害事象ケアのアセスメント

・排尿回数や排尿障害の有無 ｝ ➡ 前処理が可能か確認する
・排尿状態

・排便習慣　　　　　　　　　➡ 便秘の場合は下剤を使用する

Q3 膀胱に尿を溜める前処置において、患者さんに気をつけてもらうことはありますか？

A3
- 施設によって前処置は違うが、水を飲んでもらうことも。お茶やコーヒーは利尿作用があるので、治療前には控えてもらうほうがよい可能性も。
- 既往歴により利尿剤を内服している場合には、治療後の服用が望ましいため医師の指示を確認。

Q4 1時間後に治療予定にもかかわらず、朝から便が出ていません。どう対処したらよいですか？

A4
- まず便器に座ってもらい、排便を試みてもらう。
- しばらく座ってもらい、排便がない場合には浣腸をすることも。

Q5 ホルモン療法を併用している人がいます。併用していない人と比べて、注意しないといけない点はありますか？

A5
- ホルモン療法を併用している患者は、ホットフラッシュや頭痛、発汗、女性化乳房、関節のこわばり、糖尿病など持病の悪化、うつ状態などの体験も。
- 併用の患者にはこれらの症状にも気を配る。苦痛を緩和しながら治療を受けられるように努める。

Q6 前立腺がんの治療が他の治療に比べ、長期間かけて行うのはなぜですか？

A6
- 前立腺の周辺には、膀胱や直腸など、放射線に弱い臓器が存在する。
- 短期間で治療を終えるには、1回線量を増やさなければならない。
- 1回線量を増やすことは腫瘍にとっては効果的だが、放射線に弱い膀胱や直腸粘膜の障害が強くなるため、膀胱や直腸への影響を最小限にしながら腫瘍効果を高めるために長期間かけて行う。

Q7 照射期間中のアルコールは問題ないのでしょうか？ 避けたほうがよいのでしょうか？

A7
- 大量の飲酒は体調を崩したり、怪我等につながることがあるので注意を要するが、量や時期に注意すれば制限を緩和できる。
- 前立腺がんの放射線治療への影響は、飲酒量や時期にもよるものの、尿道炎など炎症が起きている時期には、アルコールの利尿作用から尿閉を起こすことも。
- 前立腺がんの放射線治療は、がん治療の中でも一番日常生活を維持しながら受けられる。楽しみであるアルコールを制限されてしまうことが苦痛になる患者も。
- アルコールについては、いろいろな考えがある。

Q8 患者さんが「放射線を照射しない日はプールやジムに行きたい」と訴えています。問題ないでしょうか？

A8
- 体調に気をつけながら継続することは問題ないが、マーキングが消えないように注意する。
- 日常生活や趣味を中断することなく治療を継続できるのは理想。
- アルコールの制限と同じように考える。

Q9 排尿障害に対する薬剤はいろいろありますが、種類や作用を教えてください。

A9

- α遮断薬（ユリーフ®、ハルナール®、フリバス®、アビショットなど）は、アドレナリンの作用をブロックして尿道や筋肉の過剰な収縮を緩和し、尿線細小や頻尿、排尿障害や残尿感を緩和。
- 抗コリン薬（バップフォー®、ベシケア®など）はアセチルコリンによる膀胱の収縮を抑制し、尿を溜めるように働く。効果の実感がない場合には、薬剤を変更することで改善がみられる場合があるため、患者に我慢しないように伝える。

Q10 患者さんが「夜間頻尿が強く辛いので水分を控えている」と訴えています。この対処方法を継続してもいいでしょうか？

A10

- 頻尿があることで水分を控える患者もいるが、尿量が減少すると尿路感染などのリスクが高くなるため、水分を極端に控えることは避ける。

- 夏季は就寝中でも多くの発汗があり、水分制限は脱水を助長することもあるので注意する。
- 夜間は頻尿により不眠となる場合もあるため、夕方以降の水分を控え、日中は通常通り摂取することを心がけてもらう。

第6章 骨盤部および前立腺

Q11 治療後どれくらいで普通の生活に戻りますか？

A11
- 体力が低下することが少ない治療なので、早期に社会復帰をする患者も多い。
- 排尿障害がある場合には、しばらく薬剤で治療することもあるが、徐々に軽減。

Q12 治療終了後に気をつけないといけないことはありますか？

A12
- 治療が終了し、半年後以降には血便や血尿に注意してもらう。
- 肉眼的に血が混じっていることがわかればすぐに受診してもらう。
- 膀胱鏡や大腸ファイバーにより照射部位からの出血が認められれば、放射線膀胱炎や放射線直腸炎と診断。
- 直腸がんなどの消化器疾患の可能性も。

解説 前立腺がん

はじめに

- 骨盤部には消化管、泌尿器および生殖器があるが、女性性器については別章で扱う。
- 前立腺がんは増加傾向にあり、根治治療として手術とともに放射線治療がある。
- 骨盤内臓器には呼吸性移動はないが、腸管の蠕動だけでなく尿・便およびガスによる圧迫での移動がある。
- 広範囲の照射では下痢を起こすことが多い。治療期間前後の食事に関してはバランスの取れた刺激の少ないものをとるようにする。

❶ 骨盤部（男性）の解剖と機能

- 直腸は直腸S状部（Rs）、上部直腸（Ra）および下部直腸（Rb）の3つに分けられる。下部直腸は腹膜翻転部の下方の腹腔外にあり漿膜を有していない。
- 上部直腸、下部直腸は便、ガスおよび尿により太さや位置が大きく異なり、下部直腸は前立腺の位置に影響を及ぼす。
- 小腸および横行結腸やS状結腸は絶えず移動しているが、手術などにより癒着があると一定の部位に固定されているため有害反応を起こしやすくなる。
- 小腸は通常骨盤の下部にはないが、便秘などによりダグラス窩（女性では直腸子宮窩、男性では膀胱直腸窩）に位置することもある。
- 膀胱は排尿などにより体積が大きく変わるが、高齢者では残尿がみられる。
- 下部尿路は男性と女性では大きく異なる。男性では膀胱の下部に前立腺があり、後側方には精嚢がある。
- 骨盤神経叢は直腸・膀胱・前立腺の側方に位置し、排尿や勃起をつかさどる。
- 下肢のリンパ流は鼠径部を経て骨盤内を上昇する。鼠径部への照射や骨盤部の手術はリンパ浮腫を惹起するので注意が必要。

❷ 骨盤部のがんの特徴

- 前立腺がんは増加の著しいがんで高齢者に多い。悪性度は比較的低く、PSA値（腫瘍マーカー）、グリソン値（組織悪性度）、T分類（TNM分類）でリスク群が分類されている（高・中・低の3群）。放射線治療と手術で成績に差はないが、有害事象やその頻度は異なる。
- 膀胱がんは喫煙や化学物質が発がんリスクとなっている。内視鏡手術（TUR-Bt）

が可能なら予後はよいが、これを超えると膀胱全摘術となり膀胱を失う。高齢者の場合はQOLを考慮して（化学）放射線治療の対象となる。
- 尿管がん、陰茎がんなどもある。また睾丸原発悪性リンパ腫の対側睾丸への予防照射も行われる。
- 本邦では一般的でないが、直腸がんの術前化学放射線治療が行われている。
- 肛門管がんはまれな疾患だが、根治的放射線治療のよい適応となり、肛門を温存できる。

❸ 骨盤部腫瘍に対する基本的放射線治療

- 前立腺がんの放射線治療には外部照射と密封小線源治療がある。
- 外部照射ではリスク臓器となる直腸・膀胱の被曝を軽減するために、高精度外部放射線照射法であるIMRT（強度変調放射線治療）や原体照射が行われる。
- 高精度になるほど直腸内の便やガス、あるいは膀胱内の尿量が前立腺の位置に影響する。このため直腸や膀胱の状態を一定にするための前処置が重要となる。治療前処置に関しては別章で取り上げる。
- 前処置を行っても微妙な位置のずれは起こるので、画像を用いて前立腺の位置を確認する画像誘導放射線治療（IGRT）が行われる。これにはリニアックに搭載されたCTで撮影して照合する方法や、前立腺に埋め込んだ金マーカーをX線で撮影して照合する方法などがある。
- 照合してわかった位置のずれを3次元的に算出し、自動的に補正し精密な治療を実現するためロボット寝台（6軸カウチ）も導入されている。
- 密封小線源治療にはヨウ素125シード線源による永久挿入密封小線源治療（シード治療）があるが、本邦では放射線管理のため入院治療となる。主に低リスク群

図1　骨盤部（男性）の解剖

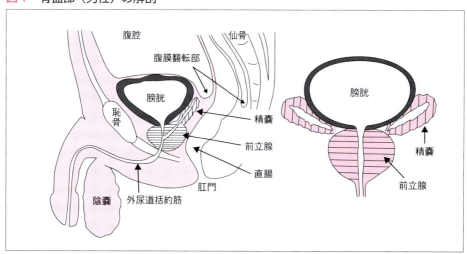

- が対象となる。高線量率密封小線源治療を行っている施設もある。
- 膀胱がんの放射線治療は高齢者などが対象となり、全膀胱照射＋局所追加照射を行う。5年生存率は30〜40％であり、まったくの姑息治療ではない。
- 直腸がんの術前化学放射線治療による生存率への寄与は確定されていないが、局所制御率や肛門温存率が向上する。
- 肛門管がんは骨盤リンパ節に加えて鼠径リンパ節も含めるので大きな照射野となる。
- 骨盤骨への骨転移は多く、局所の疼痛や下肢の神経障害性疼痛を起こす。緩和治療となるため、対向2門照射で行われるのが一般的である。

❹ 急性反応

- 照射体積の大小により発現症状、その頻度や重篤性が大きく異なる。
- 照射体積が大きいと、治療当初に放射線宿酔といわれる嘔気・倦怠感や熱発がみられることがある。
- 抗がん剤を併用すると下痢などの急性反応が増悪する。
- 照射開始時より反応症候がみられることはなく、2週間後より発症することが多い。これは正常組織の再増殖に伴い症状や徴候が発現するためである。
- 放射線治療終了直後からの1週間に症状が最も強くなることも多く、2週目以降から症候の改善がみられる。

1）下痢

- 全骨盤照射など広い範囲を照射するとよく起こる。投薬にても症状を抑えることが難しいことが多い。
- 治療上避けられない急性反応だが、照射終了後数週間で回復する。
- 照射開始当初より食事に気をつけ、消化のよいものを摂り、刺激の強い香辛料などを控え、アルコール飲料を止める。
- 下痢が治まらないときは水分補給やカリウムを多く含んだバナナなどの摂取を勧める。

2）直腸・肛門炎

- 下痢に伴い肛門周囲の皮膚の炎症やびらんが起こるので観察が必要。
- 前立腺がんの照射では肛門は照射野外で下痢もないが、痔疾がみられる。ときに肛門周囲の皮膚の炎症やびらんが起こる。
- 肛門管がんでは肛門も照射野に含まれるため、強い粘膜炎、肛門周囲炎がみられる。

3）膀胱炎

- 広い範囲の照射では全膀胱が含まれることが多いため、無菌性だが膀胱炎症状が出る。
- 頻尿は必発で排尿時痛や尿意を催したときに我慢ができず漏らしてしまう尿失禁がみられる。
- 夜間帯の頻尿では睡眠不足となり、身体的・精神的に疲労が蓄積する。これを嫌って自己判断で水分摂取制限をする場合もあるので注意する。少なくとも昼間の水分摂取は十分とるように指導する。
- 前立腺の照射では膀胱は一部しか照射されないが、強い膀胱炎様症状が出る。
- 照射開始当初より食事に気をつけ、消化の良いものを摂り、刺激の強い香辛料などを控え、アルコール飲料や炭酸飲料を止める。

4) 食欲不振
- 照射範囲が広いと下痢とともに食欲低下や倦怠感が出現する。
- 抗がん剤併用の場合は食欲低下がよくみられる。
- 摂食の状態把握に努め、体重や飲食摂取量を把握しておく。
- 放射線治療に伴うものであれば、照射後数週間で回復することが多いので、重篤でなければ食べたいものを食べるといった程度でもよい。
- 水分補給だけは欠かさないように指導する。

5) 栄養障害
- 下痢が遷延して栄養障害が強くなるときは全身状態の低下もきたすので、早期の介入が必要となる。
- 放射線治療の中断は治療効果の低下につながるので、治療休止はできるだけ避けることが望まれる。

6) その他の症状
- 肛門部や鼠径部など皮膚と皮膚が重なり合う部位や陰嚢では皮膚炎に注意する。

❺ 晩期反応
- 対象者の5%に症状を起こす線量を耐容線量という。
- 全膀胱で60 Gy、尿管（5〜10 cm）で75 Gy、小腸・大腸で45 Gy（100 cm3）、直腸で55 Gy（100 cm3）。

1) 泌尿器
- 膀胱では萎縮や潰瘍がみられ、照射される体積が問題となる。尿管では狭窄をきたす。照射後1年以降で発症することが多い。

- 手術療法よりは頻度が低いが、前立腺がんへの照射後にも頻尿、尿失禁、勃起障害が継続することがある。
- 尿道球への照射は勃起機能への影響が大きい。52.5 Gy以上でリスクが高くなるという報告がある。

2) 消化器
- 消化管は狭窄や潰瘍を起こし発症する。発症以前にびらんや浅い潰瘍が起こり、血便や便潜血が陽性となる。
- 照射後6カ月以降に発現するが、3年を超えてから新たに出現することはまれである。
- 腹部手術などで腸管癒着の既往があると、晩期反応を起こしやすい。照射後のイレウスは致命的な障害となることもある。
- 骨盤照射後の分子標的薬ベバシズマブ（アバスチン®）による治療で致死的な虚血性腸管合併症が報告されている。
- 新薬である分子標的薬との併用による有害事象に関しては未知の部分が多い。

3) その他の臓器
- 骨盤部への広範囲な照射後のかなり期間が経ってから腰痛や骨盤骨折をきたすことがあり、女性に多い。また照射範囲に含まれると大腿骨頭壊死がみられることがある。
- 骨盤部への広範囲照射後に下肢の浮腫をきたすことがある。特に手術＋術後照射でみられる。
- 睾丸照射による永久不妊の閾値は3.5〜6.0 Gy（1回照射）。
- 照射計画の段階で晩期反応を予測して、耐容線量を超えないように治療計画を立案する必要がある。

コラム　意外に知られていない放射線治療室

　放射線治療はガントリが治療台の下側に回り込むため、治療台を130cm程の高さまで上昇させなければなりません。さらに照射野を確保するためベッド柵はありません。静止できないと転落の危険が高くなります。

　研修医の先生から「自分が抑えていますから、治療をお願いします」と依頼されたという放射線治療の「あるある話」があります。診断CTでは、医師がプロテクターをつけて検査室内に入って患者の安全を確保することもありますが、放射線治療は診断と比にならない被ばく量であり、室内に入ることは絶対禁忌です。患者さんが1人で高い治療台に乗り、室内に1人で静止していなければならない治療なのです。しかし、放射線治療は部外者には本当に認知されていないのが現状なのです。せん妄の患者さんの放射線治療依頼がくることがあります。せん妄の程度や症状は様々です。せん妄は放射線治療の絶対的適応外ではないのですが、患者さんが安全な状況で治療が受けられるかを考えていくことが必要です。

　電解質異常の補正、昼夜のリズムをつける、日内変動はあるか、せん妄治療薬の検討がされているかなどの情報収集が必要です。

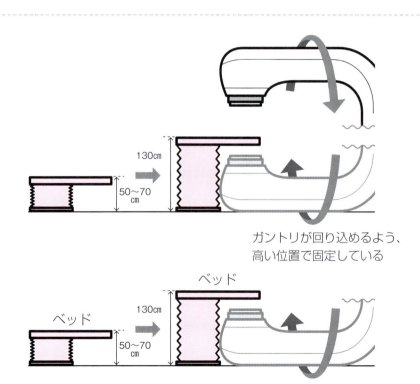

ガントリが回り込めるよう、
高い位置で固定している

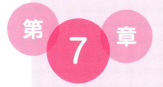

第7章 子宮

Q&A

本章のポイント

- 腔内照射を中心にした根治的放射線治療を解説。
- 子宮頸がんでは外部照射と腔内照射を組み合わせる。
- 患者が安心して、安全に治療を完遂できるように、各治療の特徴を理解し、患者に伝えることが大切。
- 婦人科がんでは、患者が治療や症状の観察などに羞恥心を感じることも多い。
- 看護師は患者との信頼関係を築き、観察やケアを患者のセルフケア指導を行う。
- 急性有害事象では、照射野皮膚の乾燥や発赤、下痢や会陰部の粘膜炎などが多くみられる。
- 晩期有害事象である直腸出血や膀胱炎は、発生頻度は低いものの症状出現が治療終了後3カ月以降から数年後ということもあり、患者自身が症状に気づき受診行動がとれるような指導が大切。

Q&A

Q1 外部照射と腔内照射は両方とも必要ですか？

A1
- 根治的放射線治療では外部照射と腔内照射の併用が必要。病期により抗がん剤も併用。
- 外部照射は子宮頸部の原発巣に加え、所属リンパ節領域を照射する。
- 腔内照射は密封小線源を子宮腔内と腟内に留置することで、原発巣へより高線量を照射できる。
- 各治療の特徴を活かした、子宮頸がん根治を目的とした治療と患者に説明する。

Q2 治療の際に患者さんが女性の診療放射線技師を希望しています。どのように対応したらよいでしょうか？

A2
- 治療にあたる診療放射線技師（技師）の専門性を伝え、看護師が立ち会い、不要な露出は避けるなどの介入を通して、安心して患者が治療を受けられるようにする。
- 治療に携わる診療放射線技師は男性が多いが、患者の羞恥心に十分に配慮していることを伝える。
- 放射線治療では、治療の準備のためのCT撮影から治療中まで、下腹部を露出する必要がある。
- 必要に応じ、バスタオルなどで覆う。

外部照射と腔内照射

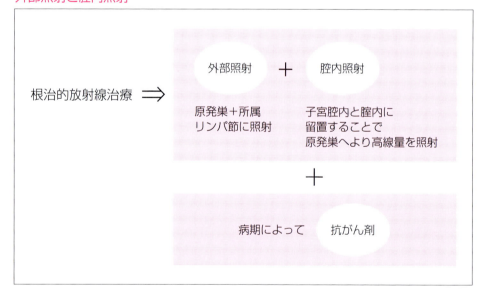

Q3 患者さんから「不正性器出血がある」と申告されました。どのように対処しますか？

A3
- パットなど治療寝台上の準備や環境を整えるなど配慮をすることで、治療可能と伝える。
- 不正出血は自分ではコントロールのできない症状であり、患者の羞恥心や不安が増強しやすい。
- 治療に伴い、出血が止まると説明。

Q4 外部照射中の有害事象にはどのようなものがありますか？

A4
- 急性有害事象には放射線性皮膚炎、放射線性粘膜炎、放射線宿酔、放射線性腸炎（下痢）がある。

放射線皮膚炎
- 子宮頸がんの場合、エネルギーの高いX線を使用するため、皮膚線量は高くない。皮膚は紅斑や乾燥程度の症状で治療を終了することが多い。
- 腟壁浸潤が高度な場合は外陰皮膚が照射野に含まれる。この場合は外陰の皮膚炎が高度に生じやすいので、特別な注意を要する。

放射線粘膜炎
- 不正出血や帯下で湿潤なうえ、下痢が加わり頻回にトイレで拭く動作が加わると、会陰部や肛門周囲の皮膚や粘膜が荒れ、粘膜炎が悪化する可能性も。

放射線宿酔
- 化学療法を併用することで、放射線治療単独の場合に比べて症状が強く出現する可能性有。
- シスプラチンの有害事象：悪心・嘔吐（シスプラチンは催吐性が高い）、骨髄抑制、腎毒性。

放射線性腸炎（下痢）
- 直腸・大腸・小腸が照射範囲に含まれているため、腸管の内層が刺激され、蠕動運動の亢進や水分吸収不全により下痢が起こりやすい。

Q5 放射線治療中の会陰部はどう清潔ケアをしたらよいですか？

A5
- 排泄後は会陰部をこすらないように、柔らかいトイレットペーパーで押さえ拭きを。
- 洗いすぎると皮膚の保護機能が低下してしまうため、洗浄は1回/日程度とし、排泄後にはノンアルコール性の皮膚保護膜形成剤（サニーナ®、リモイス®コートなど）を使用し、陰部の皮膚を保護。
- 洗浄時にしみるようなら、生理食塩水での洗浄も有効。
- 粘膜炎が増強してきた場合には、アズレン軟膏などで保護。

患者にとって伝えにくいことも
- 患者にとっては、会陰部の症状は医療者に伝えにくいことも多い。
- 患者との信頼関係を築き、必要性を伝え、症状やケア方法を患者と一緒に観察・確認し、実施していくこともセルフケア支援として重要。

Q6 下痢の症状への対処方法はどのようにしたらよいでしょうか？

A6
- 放射線治療による下痢の場合は止痢剤を服用し、排便コントロールを図ることで粘膜への刺激を少なくする。

Q7 化学放射線療法が始まってから、患者さんに倦怠感やだるさ、食欲不振があるようですが、どうすればよいのでしょうか？

A7
- 腹部や骨盤領域など、消化管が照射範囲に含まれる場合は、放射線宿酔と呼ばれる嘔気や嘔吐、乗り物酔いのような症状が起きることも。
- 治療開始早期に起こることが多く、ほとんどは治療を必要としない。
- 化学療法を併用すると、加えて悪心、倦怠感などから活動性が低下したり、食欲低下をきたしやすくなる。
- 化学療法中は制吐剤を適切に使用し、食べやすい食事をこまめにとってもらう。

Q8 化学療法により骨髄抑制が出現した場合、放射線治療も中止になりますか？

A8
- 子宮頸がんの放射線治療における総治療期間は予後を左右する重要な因子といわれている。
- できるだけ治療を休むことなく、8週間以内に終了することが推奨される。
- 血液データや患者の状態に合わせて医師が判断するが、看護師は感染予防や患者のセルフケア支援とともに、治療が休止になっている期間の患者の不安に対して治療継続のための心理的支援を行う。

Q9 腔内照射について患者さんが不安がっています。どのように説明したらよいでしょうか？

A9
- 腔内照射という器具を体内に挿入しての治療は、疼痛への不安や処置そのものへの不安が生じやすい。
- 患者の気持ちに目を向け、患者が治療のイメージを具体的にもつことができ、治療時の疼痛に対する不安の軽減を図れるように、治療前にオリエンテーションを行う。
- 非経産婦の場合は腔内照射時の器具、特にタンデムを挿入する操作の際に疼痛を訴えることが多いので、出産経験の有無を確認。
- 年齢とともに腟の伸展が不良となるので、高齢者の治療の際は注意。

Q10 腔内照射の痛みに対してどう対処したらよいでしょうか？

A10
- 腔内照射はアプリケータ挿入だけでなく、直腸や膀胱への線量を減らすためにガーゼなどをアプリケータ周囲にパッキングするため、痛みが生じやすい。
- 患者が緊張していると体に力が入ってしまい、苦痛が大きくなるため、鎮痛剤だけでなく、鎮静を目的とした投薬を行うことが必要。
- 施設によって異なるが、処置前にボルタレン座薬やペンタゾシンの点滴静脈注射を実施し、処置時にジアゼパムやミダゾラムを投与。
- 介助する看護師は、適切に鎮痛剤を使用してその効果を確認し、患者の過剰な緊張や不安を軽減するように介入を。
- 痛みの程度は患者によって異なる。患者の痛みの評価を踏まえ医師と相談して、安全に治療ができるよう配慮を。

Q11 治療が終了しました。日常生活で注意することにはどのようなことがありますか？

A11
- 晩期有害事象として、直腸出血や膀胱炎が挙げられるが、重症なものの発生頻度は低い。
- 治療効果の評価も含めて、有害事象の観察は、引き続き外来受診を継続することと、患者自身が症状に気づき受診行動がとれるように指導を。

Q12 治療後の性交渉や性に関する問題にはどのようにかかわっていけばよいでしょうか？

A12
- 患者がまずは看護師など医療者に相談できるような環境や時間をもてる工夫をする。
- 患者のなかには、性に対する不安を抱えている場合もある。
- パートナーとの関係や患者自身の自己概念（セクシャリティ）など、患者の思いを聞くことができるように、看護師自身も対応の仕方を勉強したり、心構えをもつ。
- 放射線治療の腟狭窄に関しては、一般的には放射線治療による粘膜炎が落ち着いた1カ月後くらいから腟拡張器（ダイレーター）の使用が可能。担当医師と相談するように伝える。
- 腟乾燥に伴う性交時の不快感については、潤滑剤を使用して緩和。

解説 子宮頸がん（根治的放射線治療）

> **はじめに**
> - 子宮がんのうち子宮頸がんは約7割を占める。
> - 20代の若年者もまれではない。
> - Ⅰ～Ⅱ期の早期がんでも放射線治療は手術と同等の治療成績が得られる。
> - 放射線治療単独でⅢ期では50～55％、ⅣA期では10～20％の5年生存率が得られる。
> - 根治的放射線治療では外部照射と腔内照射の併用が必要である。

❶ 外部照射（全骨盤照射）

- 子宮頸部原発巣と骨盤内リンパ節を含める。
- 10 MV以上のX線を用い、前後対向2門照射または4門照射で行う。
- 中央遮蔽とは膀胱・直腸を遮蔽する照射方法である。
- 週5回、1回1.8～2 Gyを照射する。
- 総線量は平均50 Gyである。

❷ 腔内照射

- 密封小線源を子宮腔・腟内へ挿入し、照射する方法である。
- 小線源の線量率により高線量率（HDR High Dose Rate 12 Gy/hr以上）、中線量率（MDR：middle dose rate 2～12 Gy/hr）、低線量率腔内照射（LDR low dose rate 0.4～2 Gy/hr）に分類される。
- 本邦では線量率12 Gy/hr以上のHDR腔内照射が一般的である。
- 医療者の被曝を避けるため、遠隔操作式アフターローディング法RALS（remote afterloading system）を用いる（図1）。
- 小線源を留置する容器をアプリケータという。
- 小線源は子宮腔内（タンデム　アプリケータ）と腟内（オボイド　アプリケータ）に留置される（図2、3）。
- 腟壁浸潤を認める場合には腟用アプリケータが用いられることがある。
- 線量計算は2方向のX線画像やCT・MRIなどの画像を用いて計算する（図4）。
- A点とは外子宮口から子宮腔長軸に沿って上方2 cmの高さを通る垂線上で側方に左右2 cmの点であり、原発巣に対する病巣線量である（図5）。
- 線量はA点で計算され、高線量率腔内照射では1回5～6 Gy、計4～5回の照射

図1 RALS（remote afterloading system）

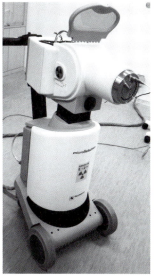

図2 タンデムとオボイド　アプリケータの留置

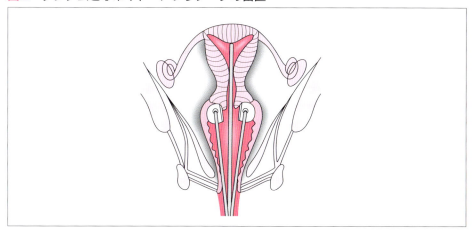

図3 タンデムとオボイド　アプリケータ

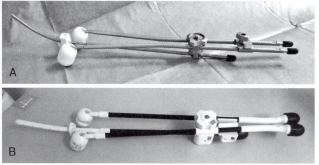

A：Fletcher式アプリケータ、B：CT・MRI用アプリケータ

図4

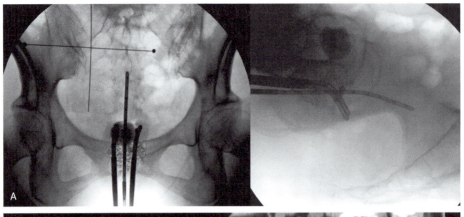

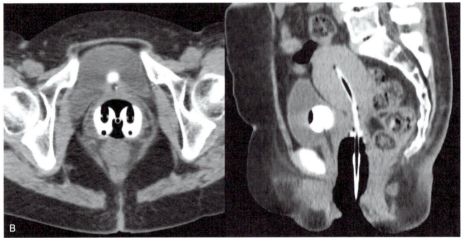

A：X線撮影（正側2方向）、B：CT撮影

が標準的である。

❸ 腔内照射に必要な物品（図6）

- アプリケータ：タンデム　アプリケータ、オボイド アプリケータ、膣用アプリケータ等）
- 消毒
- 膀胱バルーン（生食＋造影剤）＋ペアン
- 生食：200 mℓ
- 腟鏡
- ジモン
- 長鑷子
- ゾンデ

図5 A点とB点

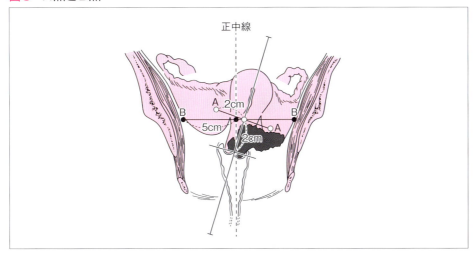

図6 腔内照射に必要な物品

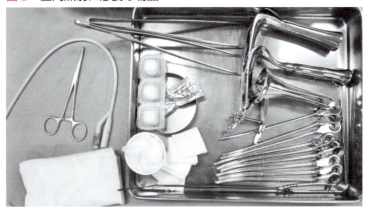

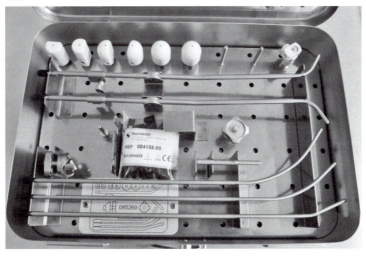

・ヘガール頸管拡張器
・X線不透過の線が入ったガーゼ
・カット綿

❹ 腔内照射の手技・手順

・沈静・鎮痛剤の投与を行う。
・体位は截石位である。
・バルーンに造影剤を混入した膀胱バルーンを留置する。
・子宮頸部をヘガールの頸管拡張器でタンデム アプリケータの径まで拡張する。前日にラミナリアを子宮腔へ留置しておくと楽に挿入できる。
・タンデム アプリケータとオボイド アプリケータを留置する。
・X線不透過の線が入ったガーゼやカット綿を用いてアプリケータを固定し、膀胱・直腸との距離を広げる。
・アプリケータ内に模擬線源を挿入する。
・膀胱内に生食100 mlを注入する（小腸を上方に圧排するため）。
・2方向のX線透視でアプリケータの位置の確認を行う。
・2方向のX線、CT、MRIを撮像し、これらの画像を用いて線量分布を作成する（図7）。
・治療計画が決定された後、アプリケータと線源コンテナとを連結チューブで接続する。
・線源は自動的に連結チューブを通して子宮腔と腟のアプリケータ内に挿入され、照射が実施される。
・照射時間は高線量率腔内照射では10〜30分である。
・照射終了後は器具の抜去を行う。
・全治療時間は1時間30分から2時間くらいである。

❺ 腔内照射時の看護の注意点

・不安感・羞恥心に対応した看護が必要。
・治療室は気温が低いので肌の露出部分を少なくし、下腹部や大腿などをしっかり覆う（大腿部までの足カバーが有用）。
・膀胱内に生食を注入後にXP等を撮影するが、その後治療計画に30分前後必要となる。尿意を訴えることがあるので撮影後はバルーンを開放し、照射開始前に新たに生食を注入する。
・放射線治療医が1人の場合は医師の介助も必要であり、その場合は看護師2名の配置が必要である。

図7　線量分布の作成

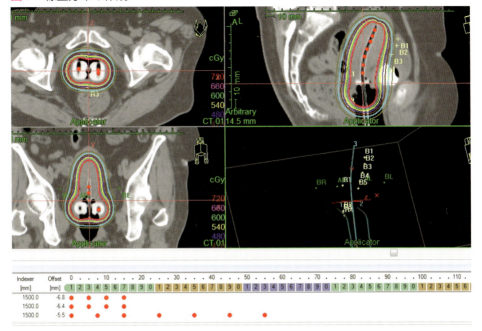

❻ 外部照射の急性反応

- 腸管・直腸・膀胱・皮膚が照射野に含まれる。
- 頻度の高いのは軟便〜水様便、頻便であり、便の状態を毎日確認する。
- 頻尿の頻度は低い。
- 皮膚の変化は下腹部の乾燥・軽度の色素沈着である。
- 高齢者などが入院治療を受ける場合には、長時間の臥位により臀部に皮膚反応が強く出ることがあり、注意を要する。
- 腟壁浸潤を認める場合は外陰部が照射野に含まれ、外陰の皮膚反応が出現する。
- 外陰の皮膚反応は排尿・排便時の痛みを伴い、患者の苦痛は大である。
- 外陰が含まれる場合は、治療開始前から外陰の皮膚の刺激を避けるよう指導する。
- 下着はゴムやレースを避け、ゆったりした服装を勧め、ガニ股歩行を指導する。

❼ 腔内照射の副作用

- まれではあるが、アプリケータ挿入時の子宮穿孔や腟壁裂傷。
- 膀胱バルーン留置後の排尿時不快感。

❽ 晩期反応

- 直腸炎（血便）が代表的である。多くは経過観察でよい。
- 直腸潰瘍を形成すると、狭窄や穿孔を生じ、ときに人工肛門が必要となることもある。
- 膀胱炎（頻尿・血尿）は少ない。
- 小腸障害（腹痛・下痢・腸閉塞）はまれである。
- 下肢浮腫や骨盤骨の不全骨折が生じることもある。

❾ IGBT（image guided brachytherapy）画像誘導小線源治療

- CTやMRIの画像を利用し、腫瘍へより至適な線量分布を作成し、照射する方法である。

コラム　患者さんと仲良くなると、治療が終わったときに逆に不安にさせるのでは…

　患者さんにとって放射線治療中は、毎日通院する大変さがある反面、医療者と顔を合わせて"何でも質問できる"安心した環境でもあります。治療を完遂できるよう、医療者も患者と関係性を構築しようと治療以外の会話をもち、患者さんと仲良くなる努力が必要です。診療放射線技師や看護師と仲良くなって、治療にくることが楽しみになっている患者さんもいます。

　患者さんは放射線治療が終わると、「経過をみる時期」に移行していくのです。このとき、患者さんは再発や医療者との距離が広がることで不安になるといわれています。がん治療を終え、新しい自分の生活に戻っていくときに体験する不安です。"なくてもよい"不安ではなく、患者さんみなが乗り越える自然な経過の中で生まれる"大切な"不安です。治療後の経過と、対処方法を伝えることが安心につながります。この時期の不安を乗り越えることが患者さんの自信につながっていくのです。

第8章 緩和とオンコロジーエマージェンシー

Q&A

本章のポイント

- 緩和目的の放射線治療は、位置精度の担保と照射時に苦痛がないことが重要。
- 治療時安楽姿勢の保持のため、予防的レスキュードーズを使用も。
- 短時間で治療できるよう治療室内チームワークが重要。
- チーム内での情報共有と受け入れ準備、治療室と外来・病棟との情報交換も大切。

Q&A

Q1 骨転移の患者さんが「1人で外来通院する」と訴えています。身体的なアセスメントのポイントは何ですか？

A1
- 骨転移の部位と程度から骨折のリスクの有無をアセスメントする。
- 脆弱部位に負担をかけない補助具（杖、三角巾、コルセット）について検討。
- 使い慣れない補助具は逆に不自由な感覚をもち危険なことも。
- 補助具使用の場合は、安全な使い方を説明。
- 処方鎮痛薬の情報を得て、適切に内服されているかアドヒアランス・効果を評価。

Q2 痛み止めが処方されているのですが、我慢しているようで内服していません。内服してもらったほうがよいでしょうか？

A2
- 治療中の疼痛の評価が必要。
- 疼痛部位、範囲、広がり、程度、痛みの性質などについてアセスメントする。
- 処方されている鎮痛薬の効果の有無も確認。治療中苦痛が強く静止体位が保てないときは、治療前に鎮痛を図る。
- 効果がないので内服しないという患者には、痛みはストレス因子となり食欲低下、活動性低下、精神的落ち込みを招くので、除くべき苦痛症状と説明。

Q3 出血が多く、患部をガーゼ保護していますが、ガーゼを取ると再出血させてしまいます。「ガーゼは放射線治療時には除去しないといけない」と聞いていますが、どうしたらよいでしょうか？

A3
- ガーゼカバーで、皮膚線量が変わる、皮膚マーキングが隠れることが難点。
- 患者の安楽と治療の「再現性を確保」できるように、処置は医師と相談。
- 止血目的の場合は、あえて皮膚表面に線量を集中させるボーラスを使用、また電子線を使う場合も。
- ガーゼ除去が必要か許容範囲として残せるか症例で異なる。
- 創部に付着している一番下のガーゼは残して治療をしたり、軟膏塗布の可否、軟膏の厚みなど再現性を確保できる準備を考える。
- 病棟で処置するタイミングがあれば、そのあとに放射線治療にきてもらうことも「再現性の確保」につながる。

Q4 疼痛が強い患者さん（入院中）が疼痛緩和目的で放射線治療をすることになりました。事前準備は何をしたらよいでしょうか？

A4
- 疼痛コントロールが不可欠。
- 病棟看護師に以下の点を説明し、鎮痛薬の投与を依頼。
  ・診察に要する時間と、治療計画CT撮像が必要であると説明。
  ・治療計画CTは再現性確保のため、堅い台であること。
  ・病棟の柔らかいベッドでようやく痛みが緩和できている状況では、鎮痛レベルは不十分。
  ・治療計画CTでは臥床体位をとり、マーキングも行うため15〜20分かかる。
  ・以上の状況に十分な鎮痛を測る。
  ・安楽な移送手段の確保（車いすかストレッチャー）。
- 治療室側のマンパワーを確保する。

Q5 脊椎転移があり、下肢の運動障害が出始めたという依頼がきました。枠がないので、来週に回してよいでしょうか？

A5
- 神経麻痺は完成してしまうと改善が難しいため、早い対処がその後のQOLに大きくかかわってくる。
- 麻痺が出始めている患者の治療は、通常の計画された放射線治療とは異なり、非常に急ぐケース。医師・診療放射線技師と情報共有して可能な限り早急に対処できるよう調整。
- 脊椎神経が圧迫されてスパイナルショックを起こすケースがあるので、血圧や気分不快などの症状に注意。
- 治療への移動も、脊椎に荷重をかけないようにストレッチャーを選択することを勧める。

Q6 上大静脈症候群で呼吸困難が生じている患者の放射線治療の依頼がきました。酸素も投与されており、放射線治療室の看護師としてできることは何がありますか？

A6
- 上大静脈症候群は緊急を要する治療ケースの1つ。
- 呼吸困難感は死を連想させる苦痛症状なので、患者の不安も高まっている。
- 患者が放射線診察室にくる前に、放射線治療医師と一緒に往診で病棟に行って患者の様子をみて、体位が取れるのか確認したり、放射線治療を説明するのもよい。
- シェル作成、治療計画CTの準備の間は看護師がそばに付き添って、呼吸状態の観察や酸素投与の介助、声をかけて不安を軽減するなどのケアが必要。
- 事前に病棟と状況（酸素投与量、呼吸困難感の程度、症状緩和の薬剤投与の有無）を確認し、スムーズな入室ができるよう調整。上大静脈症候群の場合、頸部や顔面の浮腫のためシェルが入らなくなるという可能性も。
- 頭頸部の腫れが急速に進んだ場合は事前連絡。
- 治療中は患者の呼吸状態の観察を行う。監視カメラをズームして酸素状況のモニタリングを行う。
- 我慢できない苦しさがあったら手を振るとか、脚を動かすなど、事前に患者さんとサインを決めておくとよい。

第8章 緩和とオンコロジーエマージェンシー

- 1日の中で調子がよい時間帯があるなら、その時間で治療できるよう調整するのもよい。
- 患者の苦痛によっては、放射線治療の休止や中止も検討せざるを得ないことも。

Q7 いつ頃から痛みがとれますか？

A7
- 除痛効果は放射線治療開始後4〜8週でピークを迎えるといわれている。
- 治療中に痛みがとれないからと落胆しなくてもよいと説明。
- 疼痛緩和率は7〜8割で、3〜5割は痛みが消失すると報告あり。
- 骨転移の照射は、治療開始数日後に一時的に痛みが強くなることも。
- 痛みが強くなると予測される頃に疼痛コントロールの再アセスメントをするとよい。
- 放射線治療により疼痛が緩和されると、鎮痛薬の減量や中止が可能になることも。
- 鎮痛薬の減量は医師と相談して漸減していく必要を説明。

Q8 疼痛緩和が図れた患者さんの治療後の注意点を教えてください。

A8
- 不快な痛みは自分の安全を守るための体のサインであり、重要な役割。
- 痛みがあると、荷重をかけないように注意したり、安静を保持したり自然に対処行動をとっていることも。
- しかし、疼痛緩和が図れると、過度に動いてしまうことも。
- 放射線治療終了後、疼痛は緩和されても、再骨化が図れるまで骨折のリスクは継続。
- 終了後3〜6カ月は骨折予防の対処行動が必要なことを説明。
- コルセットや固定具を用いている患者には、自己判断で止めないように伝える。

解説 4Bの病態

はじめに
脳転移は別項目（27ページ）で取り上げるので、それ以外について言及する。

❶ 緩和の基本的考え方
- 必ずしも末期状態のみを取り扱うわけではない。
- 初期であっても症状のためにQOLを落としている場合には積極的に緩和ケアを行う。
- 転移数が少なければ長期生存の期待も可能（希少転移oligo-metastasis）。
- 放射線治療による緩和では照射中のQOLを落とさないこと。
- 予後不良の症例など晩期毒性にとらわれ過ぎないこと。「効果はこの世で障害はあの世で。」
- 予後が長い乳がんや前立腺がんのoligo-metastasisの放射線治療では晩期毒性にも注意。
- オンコロジー エマージェンシーとは担がん患者にあってがんの浸潤や生体反応により生命危機に瀕する病態。この病態を打開できれば長期生存につながる場合も。
- 緩和で放射線治療の関与するのは、主にいわゆる4B（脳転移：brain meta、骨転移：bone meta、出血：bleeding、閉塞：blockade）。

❷ 骨転移：bone metastasis
1）病態
- 骨の赤色髄に転移する。
- 臨床症状は罹患骨の部位・状況により異なるが、疼痛・病的骨折が主症状。
- 躯幹骨：椎体骨は脊柱管に達する病変か否かが重要。脊髄麻痺の危険性（図1）。
- 加重骨：椎体・股関節臼蓋では圧迫骨折の可能性。
- 溶骨性転移（多くの場合）と造骨性転移（前立腺がん・乳がん等）がある。
- 皮質骨の断裂は骨折の危険性大、疼痛と病的骨折を誘発（図2）。
- 骨梁骨の破壊では加重に脆弱、椎体では圧迫骨折を誘発（図3）。
- 高カルシウム血症を伴うことも危険。オンコロジー エマージェンシーに当たる。

図1　脊柱管に達する病変と脊髄麻痺

図2　皮質骨破壊と疼痛・病的骨折

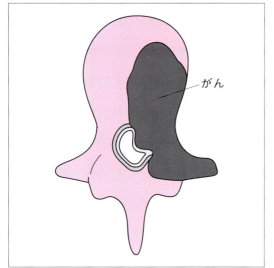
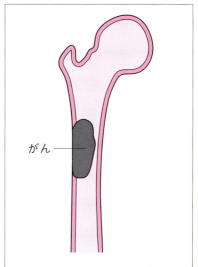

図3　骨梁骨破壊と脆弱骨折

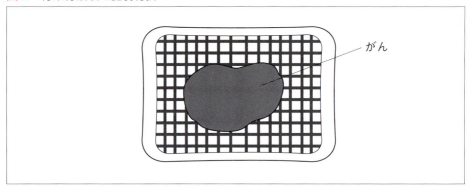

2) 放射線治療

- 除痛と病的骨折予防が主目的となる。
- 一般的に1回線量が大きく、短期間で終了。30 Gy/10 Fr/2wk など。四肢骨では 20 Gy/4 Fr/1wk など。
- 除痛と線量が一致しない場合もある。低い線量で除痛可能な場合も。
- 放射線治療線束の通過する正常組織に注意。
  脊椎転移照射では心臓・食道、胃腸などの症状。
  肩甲骨照射は肺通過線束に注意。
  骨盤骨照射は腸管・膀胱の通過線束に注意。
- 照射後の安静と創傷治癒時間
  除痛獲得後も骨の脆弱は存在。要安静・安定。頸カラーやコルセットなどで適時対応。

骨再生には2〜3カ月要する。X線写真で経過観察。

骨合併症を有する場合はより注意。骨粗鬆症（高齢乳がん）や骨軟化症（胃全摘後）。

❸ 出血：bleeding

1）病態

- 体表面、管腔内、ときに腫瘍内出血がある。
- 体表では、乳がん・皮膚がんや自壊した皮膚・リンパ節転移：悪臭、ガーゼ圧迫対応。
- 口腔粘膜面では口腔・咽頭がんからの表在出血：悪臭不快、誤飲誤嚥、吐出喀出対応。
- 肺がんなどの気管内出血、気道閉塞：体位ドレナージ対応。
- 尿路膀胱出血、尿閉・水腎症：尿道バルーン挿入、尿管ステント対応も。
- 女性性器出血：悪臭・血性帯下、ガーゼ圧迫対応。
- 腫瘍内出血（脳転移・肝転移など）：神経症状悪化、疼痛出現（図4）。

2）放射線治療

- 腫瘍部位別では深部はX線で、表在は電子線で、女性性器はRALS（remote after loading system：遠隔操作密封小線源治療）で治療も。
- 1回線量が大きいことも（特に電子線では）。多くは30 Gy/10 Fr/2wk。
- 照射効果が出れば白苔付着し、出血は減少。血痰・血尿・血性帯下は減少。
- 腫瘍内出血も症状緩和可。ただし、腫瘍内出血増悪では照射中止。

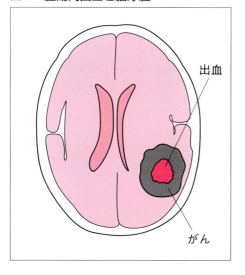

図4　腫瘍内出血と脳浮腫

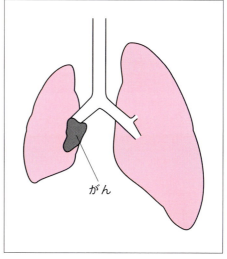

図5　一側無気肺

- 長期持続出血による貧血に注意、放射線治療効果不良の場合も。
- 止血機構（血小板・凝固因子など）の破綻（DICなど）のある場合は止血困難。

❹ 閉塞：blockade

1）病態
- 管腔臓器の壁に生じた腫瘍増殖や、外からの腫瘍の圧迫・内腔浸潤により管腔臓器の内腔が閉塞され、機能が障害を受けた状態。
- 脊柱管：椎体病巣が脊柱管内まで進展（図1）
  硬膜嚢内にある脊髄を圧排し、spinal shockをきたす。いったん障害を受けた神経は回復しない。オンコロジー エマージェンシーに当たる。
- 気道：閉塞性無気肺となる（図5）。
  急激な呼吸困難で生命危機。一側無気肺はオンコロジー エマージェンシー。
- 血管：壁の柔らかい静脈の閉塞が主体。
  上大静脈SVC症候群はオンコロジー エマージェンシー（図6）。
  肝臓がんによる下大静脈・門脈の腫瘍塞栓（難治性腹水）（図7）。
- 消化管：食道がんや悪性リンパ腫による通過障害。
- 胆道：肝門部腫瘍・膵頭部腫瘍による閉塞性黄疸。PTCDの適応（図8）。
- 尿路：膀胱・前立腺・子宮腫瘍による尿管閉塞や尿道閉塞、傍大動脈リンパ節転移による尿管閉塞（図9）。

2）放射線治療
- オンコロジー エマージェンシーは回復可能な時間内に照射開始。30〜45Gy/10〜15GFr/2〜3wkなど

図6　上大静脈症候群

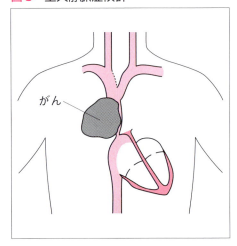

図7　下大静脈・門脈腫瘍塞栓

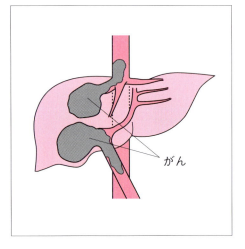

図8　膵頭部がんによる胆道閉塞

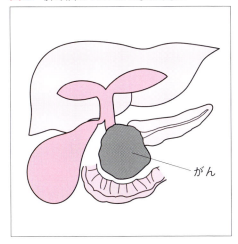

図9　尿管閉塞による水腎症

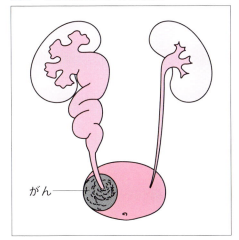

- 症状改善すれば1回線量や総線量を落とすことも。後続治療、晩期毒性を考慮する。
- Spinal shockはステロイド等併用。
- SVC症候群は線溶療法など併用。
- 胆道閉塞は照射効果によりPTCDを内瘻化、ステント留置も。

❺ 除痛・除圧

1）病態
- がん性疼痛のうち神経症状の原因となる浸潤・圧排を解放。
- ホルネル症候群：一側縮瞳・眼瞼下垂・眼球陥凹・上肢ニューロパチー。交感神経節圧排による。
- 膵臓がん疼痛：腹腔神経節浸潤、神経周囲リンパ管内腫瘍細胞浸潤。

2）放射線治療
- 症状の改善や除痛効果を確認。
- 麻薬鎮痛剤の減量、副作用軽減も可能に。QOL改善へ。

> **コラム** がん患者さんが体験する全人的な痛み
>
> 　がん患者さんは身体的な苦痛症状が強くなったり、自分のことが自分でできなくなってくることで、精神症状が出現したり、社会的な役割を喪失したり、全人的な苦痛を体験しています。放射線治療を受けている患者さんが、思うように改善しない症状に苦しんでいる状況で、本音がポロリと出てしまうことはよくあります。
>
> 　このような患者さんの声をキャッチして患者さんの気持ちの表出を促進することは非常に重要です。「あとどれくらい生きられるのかな」「もう自分の脚で立つことはできないのかな」――こんな患者さんの言葉を聞いたことはありませんか？
>
> 　この患者さんは答えを求めているでしょうか？　――そうとは限りません。何を感じているのか、勇気を出して患者さんが語ることに付き合ってみてください。
>
> 　「動けなくなるような気がするのですか？」「そう感じる何かがあったのですか？」など、患者さんの語りを丁寧に聴いてみましょう。そのとき対応する時間がなければ「誰かに話してみてもよいかもしれませんよ」と、気持ちを表現することを肯定する言葉をかけてもよいでしょう。
>
> 　継続看護を活用して、病棟や外来看護師に情報を引き継いでいくことも重要です。家族に話してみることも提案してみてよいでしょう。医療者に気持ちを表出したり、相談をすることは、手を煩わせると感じている患者さんもいますので、医療者も気持ちのケアをさせてもらっていることを紹介するチャンスでもあります。

外来・入院の骨転移患者別のポイント

外来患者	入院患者
・骨折リスクの有無をアセスメント ・杖、三角巾、コルセットなど補助具の利用を検討し、正しく利用する ・処方鎮痛薬が適切に内服されているかアドヒアランス・効果を評価	・疼痛コントロールが不可欠 ・鎮痛薬の投与を依頼 ・治療室側のマンパワー確保

現場で使える巻末資料

放射線治療問診票

お名前：＿＿＿＿＿＿＿＿＿＿＿＿＿　　　ご記入日：　　年　　月　　日

1. 糖尿病と言われたことがありますか？
　　はい ──→ 治療中ですか？ ──→ いいえ・内服薬・インスリン注射
　　　　　　　　　　　　　　　　　　　　　　いつからですか？＿＿歳
　　いいえ

2. 今までに放射線治療を受けたことがありますか？
　　はい〔部位：　　　　　　　　　　　　　　　時期：　　歳〕
　　いいえ

3. 今までに手術を受けたことがありますか？
　　はい〔例：虫垂炎　　　　　　　　　　　　　　　　　　　　〕
　　いいえ

4. がん・がん以外の治療をおこなったことや、治療中の病気がありますか？
　　はい　〔高血圧　・　肺気腫　・　心疾患
　　　　　　ステント・ペースメーカー等の体内金属挿入中
　　　　　　膠原病　・　腎透析中　・　アレルギー（　　　　　）
　　　　　　がんの部位（　　　　　　）その他（　　　　　　）〕
　　いいえ

5. 現在、ステロイド薬を使用されていますか？
　　はい　・　いいえ

6. たばこを吸いますか？
　　はい →1日（　　）本　（　　）歳〜
　　いいえ→過去に吸っていた。1日（　　）本（　　）歳〜（　　）歳

ご協力ありがとうございました。　金原病院　放射線治療室

〈治療を始める前に〉

* 放射線治療は月曜〜金曜日です
  ・但し、祝祭日や治療計画等の都合により、土曜日も治療を行う事があります。詳しくは、待合室前ホワイトボードにて、お知らせしていますのでご確認下さい。
  ・外来通院にて治療をされる場合は、10時〜11時の間に来院されるよう、お願いします。その他の時間帯については、御相談下さい。また、治療に来院出来ない時は、放射線治療科まで、お電話にて、お知らせ下さい。
  ・患者様の状態により治療を行う順番が、異なる事がありますので、予め御了承下さい。

* 治療装置は大型で治療中、大きい音がしますが、痛みや熱さ等は無いので心配ありません。

* 治療の際にはスタッフは退室し、お一人になりますが、操作室のモニター画面にて安全確認をしておりますので、ご心配ありません。

* 正確に治療が行えるように、終了の合図があるまで動かないでください。治療時間は約10分です。もし、治療の途中で気分が悪くなったりした時には、体を動かさずに手を上げてお知らせ下さい。

〈体に付ける印について〉

* 紫色の特殊なインクで体に直接印を書きます。これは治療する部位を合わせるために大切なものですから消えないように注意して下さい。(入浴・シャワーは、して頂いてもかまいません。体を洗ったり拭いたりする際に印の部分だけ擦らないようにして下さい。)

* 印が薄くなった時には、こちらで書き足します。ご自身で、書いたりは、しないで下さい。

* 印は、直接肌に書かせて頂きます。印の上にテープを貼って印を保護します。もし、かゆみや痛みが出たら遠慮せずに申し出て下さい。

* 印が付いているところには、以下の物は使わないで下さい。
  ・化粧品や外用薬等のパウダー類
  ・クリームや軟膏類
  ・テープ、湿布、エレキバン等の貼付薬剤
  ・石鹸、ボディソープ
  ・その他、皮膚を刺激する物

〈その他の注意〉

・爪は、短く切りましょう。
（放射線照射している皮膚を傷付けない為です。）
・シャンプーやボディソープを使用する時は、刺激の少ない、弱酸性の物を使用して下さい。
・皮膚のかゆみ、痛みがある時には、氷嚢にタオル等をあてて、冷やすと良いでしょう。
・印を書いたインクが肌着に付着することがありますので、御了承下さい。
（2～3枚程度の治療用肌着を決めておくとよろしいかと思います。）
・胸部や腹部を治療している方で、前開きのシャツを持っている方は、ご用意ください。（治療の為に購入して頂く必要は、ありません。）
・わからない事や疑問に思った事ご遠慮なく、スタッフにお尋ね下さい。

〈治療が終わられた方へ〉

- 治療が終わっても、しばらくは反応が残ります。
 一ヶ月くらいは、無理をせずに体調を整えましょう。
 また、印を付けていた部位も治療中と同様に刺激を避けましょう。
 色々な症状が出た方も一時的なものです。治療終了後しばらくしたら消失します。それまでは今までの注意事項を守って、生活されて下さい。
- 治療終了後、外来や入院中でも経過観察のために放射線治療科へお越しいただく事がありますので、指定された日時を守って来院して下さい。
- 放射線治療で感じたことや疑問に思ったこと等、お尋ねになりたいことがありましたら、遠慮なく治療担当の医師、看護師、放射線技師にお申し出ください。

金原病院　放射線治療科
住所　　　東京都文京区湯島2-31-14
電話番号　03-3811-7162

索引

アルファベット
CTCAE 14, 16
DVH 11
IGBT 102
IMRT 26
NTCP 12
PCI 63
STR 8

あ行
汗 3
アルコール 80
意思決定支援 77
衣類 18
インフルエンザ 6

か行
海水浴 18
画像誘導小線源治療 102
体の洗い方 52
急性反応 35
狭帯域光観察 61
強度変調放射線治療 26
禁煙 4
腔内照射 94
口腔ケア 19
骨髄抑制 93
骨転移 107

さ行
シェル 21
下着 43
宿酔 3, 93
小細胞肺がん 62
食事 4
食道炎 54
髄芽腫 26
性交渉 95
正常組織の耐容線量 34
正常組織有害事象発生確率 12
セルフケア 45
全人的ケア 38
全脳照射 28

た行
多門照射 8
遅発反応 30
中心静脈栄養 59
直列臓器 12
鎮痛薬 30
追加照射 41
定位放射線照射 28
転移性脳腫瘍 27

な行
日常生活 95
乳房温存療法 48
入浴 43

は行
胚細胞腫 26
排尿障害 81
非小細胞肺がん 62
被ばく 6
皮膚炎 53, 59
日焼け 3
標的体積 10
ブースト照射 41
不正性器出血 91
並列臓器 12
便 71
放射線治療 2
放射線治療看護技術 9
放射線治療室 88
放射線肺炎 55
放射線肺炎のグレード分類 14
保湿 17
ホルモン療法 79

ま行
マーキング 5
マッサージ 44

や行
予防接種 6
予防的頭蓋照射 63

ら行
リスク臓器OAR 33

すぐに役立つ
がん放射線治療 看護入門

定価(本体 2,200円＋税)

2018年3月20日　第1版第1刷発行

編著者　平田　秀紀／角　美奈子
　　　　後藤　志保／久米　恵江

発行者　福村　直樹

発行所　金原出版株式会社
　　　　〒113-0034　東京都文京区湯島2-31-14
　　　　　電話　編集　（03）3811-7162
　　　　　　　　営業　（03）3811-7184
　　　　FAX　　　　　（03）3813-0288
　　　　振替口座　　 00120-4-151494
　　　　http://www.kanehara-shuppan.co.jp/

©2018
検印省略
Printed in Japan

ISBN978-4-307-70233-1

印刷・製本／シナノ印刷
装丁／春日井　恵実
DTP／朝日メディアインターナショナル

JCOPY ＜出版者著作権管理機構　委託出版物＞
本書の無断複製は著作権法上での例外を除き禁じられています．複製される場合は，
そのつど事前に，出版者著作権管理機構（電話 03-3513-6969, FAX 03-3513-
6979, e-mail : info@jcopy.or.jp）の許諾を得てください．

小社は捺印または貼付紙をもって定価を変更致しません．
乱丁，落丁のものはお買上げ書店または小社にてお取り替え致します．

抗がん薬を扱うすべての職種に、本邦初の曝露対策ガイドライン！

がん薬物療法における 曝露対策 合同ガイドライン 2015年版

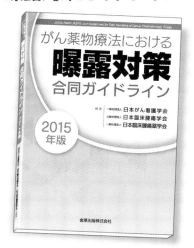

編集
一般社団法人 日本がん看護学会
公益社団法人 日本臨床腫瘍学会
一般社団法人 日本臨床腫瘍薬学会

抗がん薬には高い細胞毒性があり、安全に使用するためには患者の副作用管理のみならず、医療従事者の曝露対策も重要である。本ガイドラインでは、職業性曝露の基本的知識と、抗がん薬の調製・投与・廃棄などの場面で必要な曝露対策について、8つのCQとともに解説されている。日本がん看護学会、日本臨床腫瘍学会、日本臨床腫瘍薬学会の合同で作成された、本邦初の曝露対策ガイドラインである。

主な内容

第1章 ガイドラインの概要
Ⅰ 開発の背景　Ⅱ 重要な用語の定義　Ⅲ 目的　Ⅳ 対象集団　Ⅴ 利用者　Ⅵ 使用上の注意事項および特徴
Ⅶ 作成の方法、過程　Ⅷ 今後の改訂　Ⅸ 利益相反

第2章 背景知識と推奨・解説
Ⅰ がん薬物療法におけるHazardous Drugs（HD）の定義　Ⅱ HDの職業性曝露による健康への影響
Ⅲ 曝露の経路と機会　Ⅳ 曝露予防対策　Ⅴ 職員がHDに汚染した時
Ⅵ 在宅におけるHD投与患者のケア　Ⅶ メディカルサーベイランス　Ⅷ 職員の管理・教育・研修

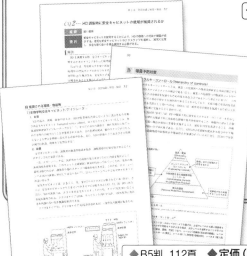

クリニカルクエスチョン（CQ）一覧

CQ1 HDの職業性曝露による妊孕性への影響に対して配慮することが推奨されるか
CQ2 HD調製時に安全キャビネットの使用が推奨されるか
CQ3 HD調製時に閉鎖式薬物移送システム（CSTD）の使用が推奨されるか
CQ4 HD調製時に個人防護具（PPE）の着用が推奨されるか
CQ5 HD調製時のマスクはN95またはN99が推奨されるか
CQ6 HDの外装に触れる際は個人防護具（PPE）の着用が推奨されるか
CQ7 HDの投与管理の際は個人防護具（PPE）の着用が推奨されるか
CQ8 HDの不活性化に次亜塩素酸ナトリウムが推奨されるか

読者対象 がん薬物療法にかかわる看護師・薬剤師・医師　その他医療従事者

◆B5判　112頁　◆定価（本体2,000円＋税）　ISBN978-4-307-70198-3

2015・7

金原出版　〒113-8687 東京都文京区湯島2-31-14　TEL03-3811-7184（営業部直通）　FAX03-3813-0288
本の詳細、ご注文等はこちらから　http://www.kanehara-shuppan.co.jp/